孫崇發 博士 編著

Use bovine colostrum to work spontaneous healing up !

超神奇！

喚醒自癒力的牛初乳

抗過敏、增免疫、防老化的祕密武器！

化病痛為免疫的牛初乳，
讓你喝出百毒不侵的身體！

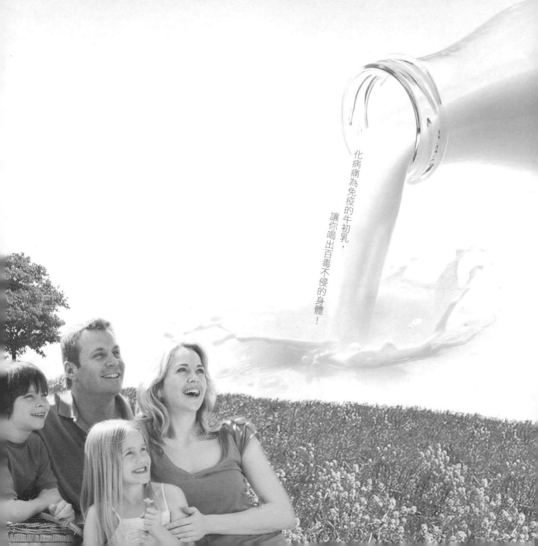

近年來國人對於健康議題越來越重視，也開始著重於自身的養生觀念，而社會發展越來越進步，並不代表生活品質也跟著變好，因為生活中時時遭遇到各種的汙染及身心壓力，加上不良生活或飲食習慣，身體健康管理不好，容易影響本身的「自然康復力」。「自然康復力」是自我癒合、修復的能力，與我們日常生活中的汙染指數、壓力指數，甚至營養狀態、生活習慣都有莫大的牽連。

人乃為生而食，因食而生。初乳是生命的第一道食物，兼具營養均衡及豐富特殊營養素的天然食物。初乳中含有一般的脂質、醣類、蛋白質、維生素和礦物質的全面營養素，還具有多量的免疫調節物質，如免疫球蛋白、生長因子、乳鐵蛋白、醣蛋白、抗氧化物質等。功能實驗證實，口服牛初乳可保護免受病原侵害，促進生長發育及調節腸道菌叢，因此初乳能讓我們健康成長

發育，長期食用還能達到調理體質效果，維護健康的生命。

本身從事營養教學、研究與推廣，所以深切瞭解到三養理念不只是一個口號，而是要確實執行，從提出營養、保養、修養三養理念開始，我的生活就和三養緊密結合，讓身體處於和諧狀態，讓「自然康復力」處於巔峰狀態。

本人多年摯友亦是此書作者——孫崇發先生，是中華民國肥胖研究學會的創會發起人之一，亦曾擔任第三屆理事長一職，現任人人體重管理基金會董事長。多年來一同與孫先生分享營養養生理念，並互相討論交換意見，孫先生對於生活環境之變遷、健康隱憂的發生、時下的養生觀念都有其獨特的見解和心得，以其醫藥學識和實業經驗背景，一直埋首於推廣身心環保事業。推廣健康事業需具備深厚的學理基礎和實務經歷，因每一個

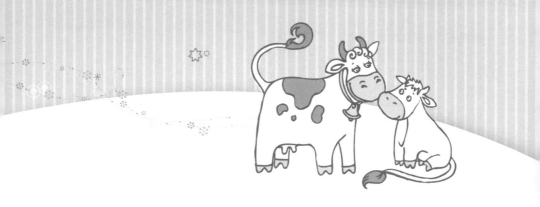

獨立的個體，都具有因人而異的體質，如果沒有深厚的基礎和經驗的輔佐，是很難針對每一個獨立個體打造量身訂做的健康調養計畫，而孫崇發先生就是我所認識的健康推廣專家中，理論與實務經驗都非常豐富的一位。樂見多年摯友將其所學編著成書，引起大眾對營養養生理念的注意，樂予以為序，與讀者分享，一同達到健康生活的高峰！

謝明哲

台北醫學大學講座教授

Recommendation
推薦序

　　很久以前就知道Colostrum初乳是動物（母親）給剛出生小寶貝的第一口飲食，是非常珍貴的食物，內含免疫調節因子、生長因子等說不盡的寶貴成分，記得當年在推廣嬰兒美奶粉的時候，我們的口頭禪是：母乳最好，當母乳不足時，嬰兒美奶粉最好。母奶還是最優先的選擇。市面上有各種初乳奶粉及相關商品在販售，但是一直沒有因緣去認真的接觸它們。四年前經朋友推薦牛初乳的萃取物，並在美國醫療人員參考書PDR看到相關的正面資訊，才認真的投入去探討其背景及機制並開始服食，效果很好，特別是免疫方面的效果顯著，我們這些超過65歲的人經常會接到衛生單位免費接種疫苗的通知，我從來不去報到，卻也歷經了好多年的不斷流感，而平安無事。

　　人類一直以來都有在食用動物的奶及蛋，這兩種皆是動物傳宗接代的好食物，母牛及母雞將牠們體內珍貴

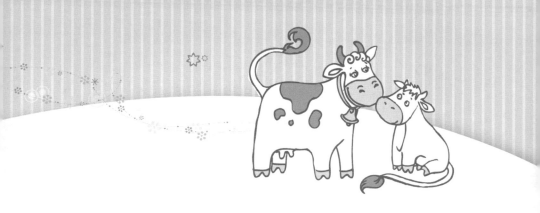

的免疫成分遺留在初乳及蛋裡（如蛋孵小雞），皆有其意義，近年來偶爾會有一些負面的消息在報導這兩種營養食材，但是皆跟其來源有關係，我認為只要來源安全健康，沒必要去懷疑它們的營養保健價值，特別是牛初乳或相關食品。作者投入牛初乳的研究已經十幾年了，對牛初乳與人體相關的生理、生化等背景相當了解，所以看完本書後，除了更讓我對牛初乳印象深刻外，也讓我溫習了一堂生理、生化的課，特別是免疫方面的常識，故本人感到非常榮幸，能為這本書寫推薦序。

　　本人經常用有機豆漿做優酪乳，閱讀本書時，突然靈感一來，想到用初乳配方奶粉混合有機豆漿來做優酪乳，應該可以增加優酪乳的硬度及口味，果然試做之後效果很好，有DIY做豆漿優酪乳的讀者不妨一試。

王康裕

無毒的家國際連鎖創辦人

Recommendation
推薦序

　　嬰兒出生到世界上，吃到的第一口食物，就是上天賜予最珍貴的初乳，富含免疫球蛋白、生長因子、抗氧化酵素等蛋白質，是保護嬰兒在面臨環境中病源菌微生物與毒素攻擊時，可以提升自我防禦能力與自癒力的珍貴食物，因此初乳被視為營養免疫保健的聖品。

　　初乳之所以稀有而珍貴，是因為母親於分娩後第二天到第五天分泌的乳汁，量少但質精。牛初乳已經過許多科學報導的證實，若將牛初乳做為營養補充食品，長期飲用對於提升人體健康，均有相當大的助益，包括：抗疲累、增強肌肉力量、改善胃腸道功能、促進生長發育、改善運動性能、提高免疫力與自癒力等。

　　本書作者孫崇發博士，集其畢生的精力在促進人類健康福祉的推廣教育上，他以豐富的人生經驗與智慧，教育民眾以氣通、腸通、血脈通來保持身體健康，是位非常具有宏觀視野的健康事業企業家與專家。他在推廣

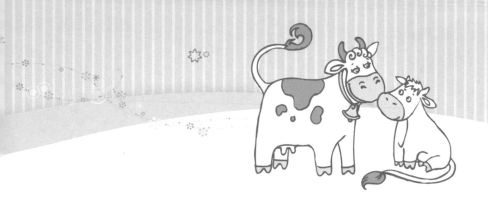

牛初乳食療的保健事業上，已具有二十多年的親身體驗。本書中，他以營養免疫學 (Nutritional Immunology) 的角度，將牛初乳機能性的科學理論，做深入淺出的詳盡介紹，教導讀者如何以營養食療方式，提升人體的免疫力與自癒力，並強調預防重於治療，而預防保健醫學將是未來的主流醫學。

本書在初乳的推廣教育上具有重要性，因此本人極力推薦此書。本人對於孫崇發博士的教育貢獻衷心佩服，並深感榮幸撰寫序文，在此致謝。

林佳靜

國立宜蘭大學教授
研究發展處處長
抗老化幹細胞生技研究中心指導教授

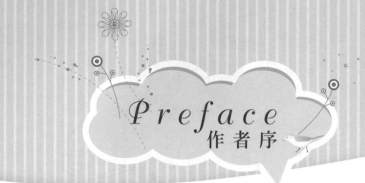

Preface
作者序

　　十幾年前，當我第一次接觸到牛初乳時，僅憑過去在醫學院所學的營養學知識，認為只是一些營養素和抗體，根本不足以判斷牛初乳的價值。後來在佛陀經典上得到啟示，就開始自己試用，也介紹給一些需要的朋友食用，沒想到好評如雪片般飛來。最讓我印象深刻的是：有位媽媽在週日早上八點，因不慎造成瓦斯氣爆引燃熊熊大火，兩位女兒來不及逃離，全身被嚴重灼傷，送往醫院時醫生發出病危通知，要家屬做好心理準備。在加護病房期間，她母親三餐都用牛初乳餵食她們。結果不但撿回了兩條人命，更高興的是，灼傷部位都癒合得很好，妹妹療養十九天就出院了，姊姊約二十來天就回家了，現在長得亭亭玉立，皮膚康復得很漂亮，看不出灼傷的疤痕。另外還有很多使用者的心得：有改善紅斑性狼瘡的、有胃潰瘍的、有病毒細菌感染的、有過敏性鼻炎的，甚至是罹患癌症的，都有相當滿意的改善。

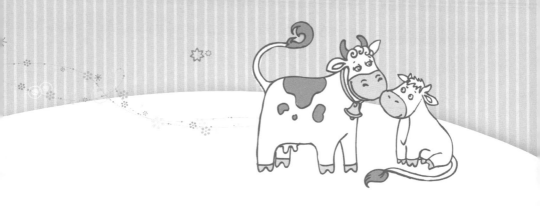

這些實證令我對牛初乳更加好奇，更加投入心力去研究。2003年SARS流行期間，大家開始重視這個產品，就有很多專家學者投入研究。目前牛初乳的神祕面紗，已逐漸清楚，它的確是人類保健養生的聖品。

在美國賓州也有一個故事，這樣敘述：在1995年2月，喬治的左邊小腿不明原因地變色並且出現硬塊，每當彎曲時就刺痛難忍。喬治到處求醫，卻沒有一個醫生能給他明確的診斷。1995年5月，由於難忍的痛疼，喬治被迫辭去他心愛的工作，並繼續四處求醫。1995年9月，他終於確診是得到「慢性線性紅皮病(LINEAR SCLERODERMA)」。這是一種自體免疫原因不明的疾病，得這種病皮膚會變得紅腫、粗糙、堅硬，及引起深層疼痛。喬治為了止痛和防止感染，將他的腿包裹起來，但是水泡仍然破出，腿也持續感染。由於長期使用抗生素治療，效果不好且令喬治感到痛苦依然。在1996

年3月，喬治在絕望當中，接受姐姐的提議，開始時他不以為然，後來勉強試用了牛初乳。奇蹟終於出現了，他說：「在開始用後第十天，腿就不痛了，皮膚也不再那樣乾硬。」他的醫生對這種改善十分驚訝。喬治相信他的腿正在恢復，於是繼續使用牛初乳，果真他的腿愈來愈健康。十多年來，這些見證太多了，牛初乳已成功地幫助了成千上萬個遭受各種疾病折磨的人們（詳見附錄），他們跟喬治一樣，最初都不相信，但使用的結果卻是令人愉快的。到底是什麼令牛初乳如此神奇？近年來，有關牛初乳的研究愈來愈多，許多科學根據也逐漸清楚，這是催生本書的最大原因。

孫崇發

Contents
目　錄

第 1 章
神奇的牛初乳

♣ 生命的第一道食物─初乳　　　　　　　20

♣ 牛初乳的故事　　　　　　　　　　　　21

♣ 牛初乳與人初乳的營養成分比一比　　　23

♣ 牛初乳中所蘊藏的寶藏　　　　　　　　24

♣ 牛初乳的成分及生理作用　　　　　　　27

♣ 牛初乳與人體免疫　　　　　　　　　　34

♣ 牛初乳的保健功能　　　　　　　　　　37

♣ 牛初乳適用人群　　　　　　　　　　　42

♣ 牛初乳的產地和品質認證　　　　　　　45

♣ 牛初乳產品化要求　　　　　　　　　　47

♣ 有機牛初乳製作流程　　　　　　　　　49

♣ 牛初乳V.S.超高免疫奶　　　　　　　　50

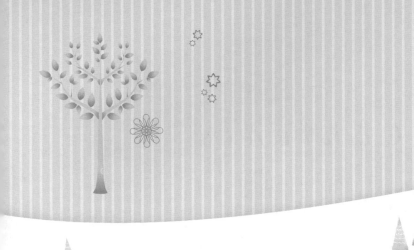

第 2 章
牛初乳與免疫調節

- ◆ 人體的免疫系統　　　　　　　58
- ◆ 免疫系統的功能　　　　　　　59
- ◆ 免疫系統的兩大防線　　　　　61
- ◆ 過敏　　　　　　　　　　　　65
- ◆ 過敏性疾病遽增的原因　　　　66
- ◆ 常見的過敏原　　　　　　　　69
- ◆ 生活中的非過敏原因素　　　　70
- ◆ 常見過敏性疾病的簡介　　　　71
- ◆ 免疫調節　　　　　　　　　　77
- ◆ 免疫調節的營養因子　　　　　78
- ◆ 牛初乳與免疫調節　　　　　　83

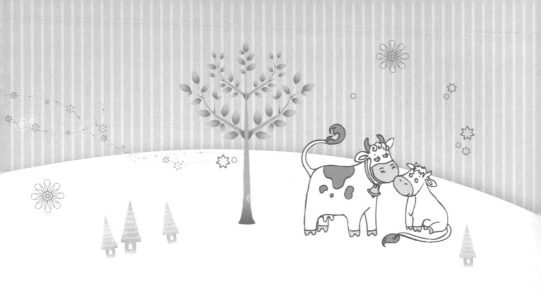

第 *3* 章

牛初乳與自然康復力

- ♠ 免疫力≠自然康復力   *92*
- ♠ 神經、免疫、內分泌系統   *95*
- ♠ 自然康復力下降的徵兆   *98*
- ♠ 影響自然康復力的因素   *100*
- ♠ 喚醒自然康復力的方法   *109*
- ♠ 牛初乳與自然康復力   *110*

第 *4* 章

牛初乳與養生

- ♥ 汙染與壓力   *128*

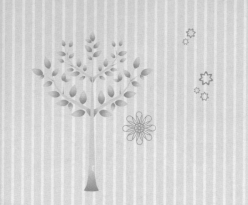

♥ 營食養生概念　　129
♥ 牛初乳與生活習慣病　　131
♥ 牛初乳與傳染病　　142
♥ 牛初乳與老化　　154
♥ 養生飲品－牛初乳　　166

附錄
見證者的真情分享

♣ 洪韻雅(陳秀惠女兒)　　170
♣ 劉子琦　　172
♣ 許淑美女兒　　174
♣ 林湘融　　176
♣ 陳素月　　178

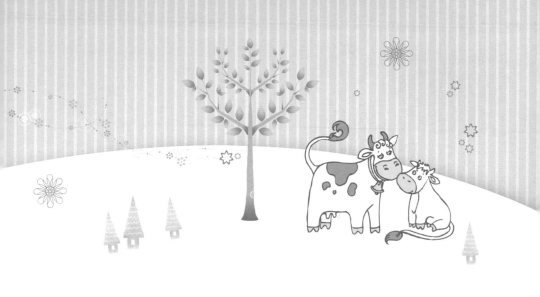

♣ 林雅琴大姐　　　　　　　180

♣ 邱宏生　　　　　　　　　182

♣ 黃如楹(沈桂燭女兒)　　　184

♣ 邱涵菁　　　　　　　　　186

♣ 許淑美　　　　　　　　　188

♣ 徐美麗　　　　　　　　　190

♣ 吳麗蓉　　　　　　　　　192

♣ 邱楊寶雪　　　　　　　　194

♣ 韓明杏　　　　　　　　　196

♣ 朱沛濂　　　　　　　　　200

♣ 謝秀錦　　　　　　　　　202

♣ 陳宣之　　　　　　　　　204

♣ 蔡濱遠　　　　　　　　　206

♣ 黃德成(謝秀錦老公)　　　208

♣ 蘇郁涵　　　　　　　　　210

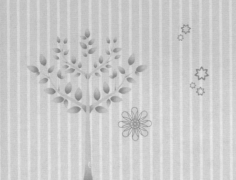

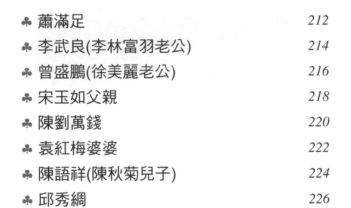

♣ 蕭滿足 212

♣ 李武良(李林富羽老公) 214

♣ 曾盛鵬(徐美麗老公) 216

♣ 宋玉如父親 218

♣ 陳劉萬錢 220

♣ 袁紅梅婆婆 222

♣ 陳語祥(陳秋菊兒子) 224

♣ 邱秀綢 226

♣ 林楷洺(林王美菊兒子) 228

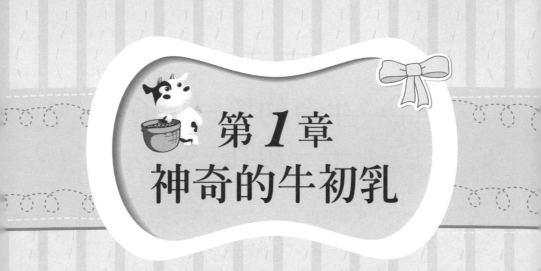

第 *1* 章
神奇的牛初乳

保護健康的天然聖品！

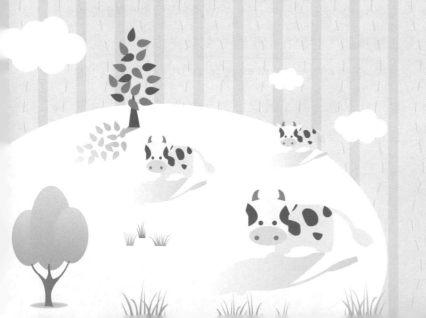

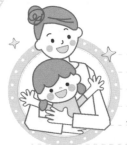

生命的第一道食物
——初乳。

　　嬰兒哇哇落地後，唯一能吃的食物就是媽媽的乳汁，尤其又以前三天（72小時）的乳汁最為精華，這便是生命的第一道食物——「初乳」。

　　同樣地，牛初乳也是乳牛生產後72小時內所分泌的乳汁，牛初乳的珍貴之處在於富含可調節免疫系統的營養因子，不同於許多動物的初生兒在出生前便由母體胎盤獲得很多免疫力，因初生犢牛在母體孕育期間無法通過胎盤獲得抗體，必須在出生後立刻吸食牛初乳，其免疫力必須完全依賴母牛將抗體濃縮在初乳中哺育以獲得。因此，牛初乳中除了營養素外，免疫調節因子及生長因子含量非常豐富，營養價值極高。

牛初乳的故事

「佛陀出家修行時，因為生活過於清苦，導致體力下滑，日漸消瘦，命在旦夕。有一天當他在河邊沉思時，碰上牧牛女蘇耶姐（SUJATA）正在擠牛乳糜，蘇耶姐看到佛陀虛弱的身軀，為佛陀送上一碗牛乳糜，佛陀喝下牛乳糜後，精神及體力為之一振。此後，在蘇耶姐的牛乳糜供養下，佛陀的健康逐漸恢復，最後成道，普渡眾生。」

這是一則為人所熟知的「佛陀真典」，至今一直被後世廣為傳誦。故事中所提到的「牛乳糜」就是「牛分娩後所分泌的乳汁」，也就是「牛初乳」。「牛初乳」易消化吸收，且是世上唯一兼具營養均衡及強化抵抗力的食物。幾千年前，在古文明的印度便有食用牛初乳的文獻記載，人們從久遠的年代就已經瞭解「牛初乳」的神奇療效。在青黴素及其他抗生素出現以前，美國人也將牛初乳用作抗病食物。十八世紀末，科學家發現了初乳對新生幼兒存活和生長發育的意義後，牛初乳即變成初乳資源，為人類所研究。1990年前後，科學家開始從

功能性食品的角度關注牛初乳
的開發，近10年的生物技術迅
猛發展，使牛初乳的諸多生理
功能被發現。牛初乳作為一種
相當有前景的生長促進劑和提
高免疫力的功能性食品，被外
國科學家描述為「大自然賜給
人類的真正白金食品」，已遍

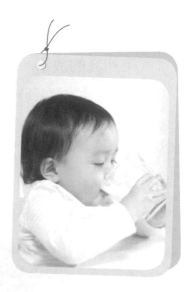

及大洋洲、亞洲、英美德等歐洲國家市場。2000年，更
被美國食品科技協會（IFT）列為二十一世紀最佳發展前
景的非草藥類天然健康食品。

　　近年來，許多牛初乳的研究結果陸續被公布出來，
讓大眾瞭解到牛初乳各個活性成分在健康上的助益和定
位。在這些研究中最為大家稱道的是牛初乳所蘊含的免
疫球蛋白、生長因子、免疫調節胜肽、醣蛋白胜肽、乳
鐵蛋白、寡醣和抗微生物成分。這類免疫活化物質所能
提供身體的不只是免疫力，還包括了調節力，可調節體
內的免疫細胞、腸道細胞及腸道菌叢。

牛初乳與人初乳的營養成分比一比

相信有許多人都抱持著同樣疑問：我們是人，為什麼要喝牛初乳？牛初乳的吸收利用率有比人的好嗎？答案當然是人初乳比較適合人喝！但是人初乳的產量都不足以供給嬰兒喝了，怎麼可能商品化呢？因此以產量而言，在不影響哺育犢牛的情形下，兼具營養豐富與免疫調節的牛初乳是我們促進健康的最佳選擇！

除了牛初乳的產量較多之外，其所含的免疫球蛋白總量也較人初乳多，約為人初乳的200倍，這是由於初生犢牛的抵抗力較低，不像胎兒在母親體內可獲得抗體保護，故相較之下，犢牛在出生後必須給予大量抗體才能抵禦環境的病原體，這是牛初乳中的免疫球蛋白總量高於人初乳的原因。

另外，牛初乳中的蛋白質濃度也高於人初乳，因為蛋白質可以提供犢牛成長發育良好的營養源，更是組成抗體不可或缺的重要因子，因為抗體的生成必須要具備充足的蛋白質。

牛初乳V.S.人初乳

營養成分	牛初乳	人初乳
水分	78%	87%
醣類	3.1%	5.5%
脂肪	3.6%	2.9%
蛋白質	14.3%	4.1%
免疫球蛋白G	77 mg/ml	0.21 mg/ml
免疫球蛋白M	4.9 mg/ml	0.92 mg/ml
免疫球蛋白A	4.4 mg/ml	13.6 mg/ml

牛初乳所蘊藏的寶藏

　　牛初乳除了含有與常乳相同的營養成分（蛋白質、碳水化合物、礦物質、維生素等）外，更重要的是富含大量的生物活性物質，含量比常乳高10～100倍。主要包括免疫球蛋白、乳鐵蛋白、乳過氧化酵素、胰島素、溶菌酶以及表皮生長因子、轉化生長因子、類胰島素生長因子（Insulin-like Growth Factors, IGF）、間白素-1β（Interleukin-1β, IL-1β）、間白素-6（Interleukin-6, IL-6）、干擾素-γ（Interferon-γ, IFN-γ）、甲型腫瘤

壞死因子（Tumor Necrosis Factor-α, TNF-α）等各種細胞因子，這些生物活性物質雖然在初乳中含量甚微，卻具有重要的生理功能，如抗感染、抗腫瘤、免疫調節等，特別是針對腸胃道的保護方面，顯示了神奇的作用。

初乳是哺乳動物提供幼子的最初食物，其功能性成分保障了動物幼子的健康成長，作為人類的功能性食品，具有很高的運用價值。這些生理活性成分具備免疫調節、延緩衰老、促進生長發育、抑制腫瘤等特殊的生物功能，不僅可以製造功能食品，而且還具有開發天然活性生物藥物的巨大潛力。

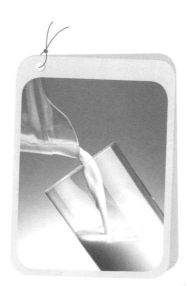

初乳是一種非常特別的「乳」，它是所有雌性哺乳動物產後三天內所分泌的乳汁統稱。牛初乳相較於常乳，其蛋白質含量較豐富，相對地脂肪與碳水化合物較少，鐵含量為

普通乳汁的10～17倍，維生素A和D分別為普通乳汁的10倍和3倍，更重要的是具有極為豐富的免疫調節因子，例如：初乳抗體、乳鐵蛋白等。初乳最引人注目之處在於它擁有獨特的生理功能，初乳的蛋白質大多為免疫球蛋白，它能夠形成抗體，當哺乳動物的新生幼子之自身免疫系統未發育成熟、正常運作之前，它能與細菌及毒素等抗原結合，可以保護幼子免受病原侵襲。例如：人類初乳中本來就含有抗流感病毒、突變鏈球菌和破傷風病毒等許多抗原的抗體，這些抗體和免疫球蛋白可經由母體胎盤傳遞給胎兒，胎兒便能獲得免疫力。因為初生胎兒的免疫系統很脆弱，需要2～3年才能發育完全，並且發揮功能。此外，初乳還含有其他免疫成分，例如：乳鐵蛋白能夠中和某些細菌，過氧化物酵素可殺死致病微生物，多元不飽和脂肪酸可抵抗金黃色葡

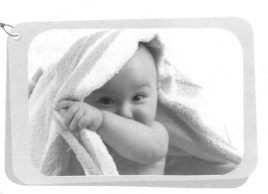

萄球菌（S.aureus），單甘酯和不飽和脂肪酸可抗單純皰疹及羅斯河（Ross river）病毒，核糖核酸酶樣因子可以抗RNA病毒，以及雙歧因子（異麥芽寡醣）、溶菌酶等。初乳富含脯胺酸胜肽（Proline-Rich Polypeptides；PRPs），其具有免疫調節功能，能夠促使免疫系統過分活躍或遲鈍的現象趨於正常。初乳中還含有多種蛋白質、激素、酵素以及加速組織細胞生長、修復的生長因子，並含有核苷酸作為合成和修復DNA與RNA等核酸類物質的原料。

牛初乳的成分及生理作用

牛初乳是指健康無乳腺炎的母牛，在產犢後三日內所分泌的乳汁。其特點是：

1. 含有豐富、均衡、全面的營養物質

2. 含有多量各種生長因子

3. 富含各種免疫球蛋白、抗體等物質。

免疫球蛋白的含量約為一般牛乳的60倍，含鐵量則高出10～17倍，又以前三天內的含量為最高，隨著時間

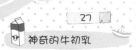

拉長而急劇下降。其含量與常乳的比較（差異大的）如下表：

產後初擠乳與常乳比較

牛乳比較　營養價值	常乳	產後初擠乳	產後第六次擠乳
非脂乳固體（％）	8.8	16.7	9.5
總蛋白質（％）	3.1	14.0	4.7
總免疫球蛋白（％）	0.09	6.0	0.15
免疫球蛋白G（g/L）	0.6	30	0.8
鐵（mg/L）	0.5	7.0	2.0
鋅（mg/L）	3.0	12.2	4.0
錳（mg/L）	0.04	0.2	0.1
維生素A（μg/L）	340	2950	700
維生素E（μg/g脂肪）	15	84	30
維生素B2（μg/L）	1.47	4.83	1.73
維生素B12（μg/L）	6.0	49	20
葉酸（μg/L）	2	8	2
膽鹼（μg/ml）	0.13	0.70	0.15

從左頁的數字來看，牛初乳中免疫球蛋白G（IgG）的含量較常乳高出很多，這是牛初乳中最珍貴的成分，效果當然好很多。牛初乳的成分組成是最接近人初乳的一種，從嬰兒到老人，牛初乳都有促進生長發育、提高免疫功能等作用。

⚔ 促進生長發育（生長因子）

　　牛初乳中含有各種大量的生長因子，包括：

1. 高濃度的類胰島素生長因子I（IGF-I）和II（IGF-II）

2. 轉化生長因子 α 和 β（Transforming Growth Factor, TGF-α, TGF-β）

3. 表皮生長因子（Epidermal Growth Factor, EGF）

4. 成纖維細胞生長因子（Fibroblast Growth Factor, FCF）

5. 泌乳素、促性腺激素釋放素（Gonadotropin-releasing hormone, GnRH）

6. 胰島素（Insulin）

7. 核苷酸類物質

　　這些生長促進因子的存在，可刺激間質及上皮細胞增生分化，促進血管形成和血管內皮細胞增生；可誘導

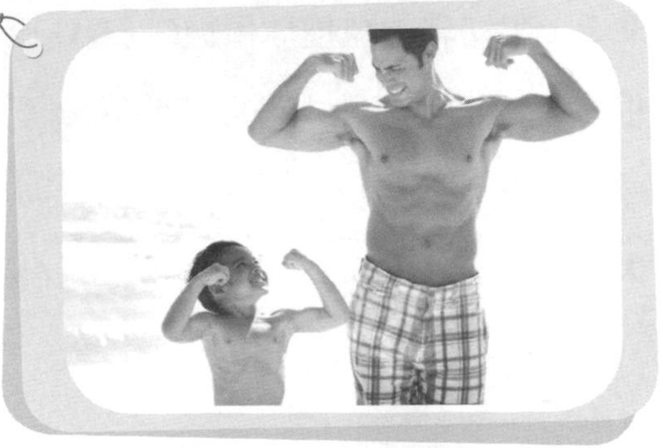

神經元分化和再生，以及形成和修復受損的交感神經元，促使成纖維細胞、神經膠質、平滑肌細胞、上皮細胞等的增生和修復。可刺激體重、腎臟、脾和腦腺重量，增加脛骨寬度和提高骨骼生長速率等作用。可避免侏儒症、骨生長異常、細胞分裂及增生異常、各內分泌生長異常等異狀。

✖ 增強免疫功能（免疫調節因子）

醫學臨床研究報告，初乳中的免疫因子可以抵抗病毒、細菌、黴菌、過敏原和其他毒素。

牛初乳含有自然界中最豐富的免疫調節因子，它不僅能增強免疫力，也能調整過度的免疫反應，是自然界的恩賜。這些免疫調節因子很多，包括：

1.免疫球蛋白（Immunoglobulin, Ig）：高濃度的IgG、IgM、IgA和sIgA等。

2. β-乳球蛋白、α-乳白蛋白、白蛋白、前白蛋白、α抗胰蛋白酵素等。

3. α1-胎蛋白、α1-巨球蛋白、血凝乳酸、血紅素結合蛋白。

4. β2-微球蛋白、C3補體、α1-酸性醣蛋白等。

5. 細胞激素：間白素-1（IL-1）、間白素-6（IL-6）和間白素-10（IL-10），干擾素-γ（IFN-γ）、腫瘤壞死因子（TNF）等。

6. 免疫調節胜肽，富含脯胺酸胜肽（PRPs）。

7. 視黃酸，又稱維生素A酸（可抑制疱疹病毒），以及各種具有抗細菌、病毒、黴菌等特異性抗體和非抗體性免疫化合物。

以下是牛初乳中各種免疫調節因子敘述：

a. **免疫球蛋白**（Immunoglobulin, Ig）：初乳中含有5種免疫球蛋白，分別是IgA、IgD、IgE、IgG和IgM。在牛初乳中IgG的含量最高，其他免疫球蛋白含量都較低。人體初乳中，IgG的含量一般占總蛋白質2％左右，而牛初乳中IgG的含量占總蛋白質的8％～25％以上不

等。免疫球蛋白對於病毒性
感染、細菌性感染、寄生蟲
和黴菌都有良好的防禦作
用。免疫球蛋白的含量若達
到占總蛋白質16%以上，則
屬於高品質的牛初乳。

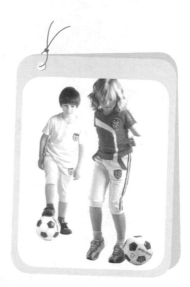

　　b. **抗體**：研究表明初乳
中含有至少19種致病菌的抗
體，包括沙門氏菌、大腸桿菌和鏈球菌等的抗體。

　　c. **富含脯胺酸胜肽（PRPs）**：可以調節人體胸腺的
活動。胸腺是免疫系統的中心控制樞紐。透過調節胸
腺，富含脯胺酸胜肽（PRPs）可以刺激衰弱的免疫系
統，也可以平衡過度活躍的免疫系統，從而避免了很多
自體免疫系統疾病。

　　d. **乳鐵蛋白（Lactoferrin）**：對腸病毒、疱疹、愛
滋病毒感染、癌症和慢性疲勞等疾病有改善效用。

　　e. **醣蛋白（蛋白分解酵素及胰蛋白分解酵素）**：可
以保護初乳中的免疫因子和生長因子受到胃腸道中的消

化液破壞。

f. **乳清蛋白**：對於多種腫瘤細胞和病毒有很好的抵禦作用；此外還可以增加大腦中血清素的活動，減少皮質醇的積累，以改善人在壓力下的情緒反應。

g. **細胞激素**：是細胞間進行信號交流、調節加強免疫反應的化學物質。它可以刺激免疫球蛋白的產生，例如：間白素-10（IL-10）是一種抗炎蛋白，可以緩解疼痛。

h. **溶菌酶**：可以保護身體組織免受細菌侵害，用作有效的抗菌劑。

因此，食用牛初乳可獲得大量抗體和免疫調節因子，進入血液後能增強身體生理反應，改善自體的協調功能。用豬來做試驗，發現豬仔對細菌和病毒感染所引起的發炎反應，明顯地減

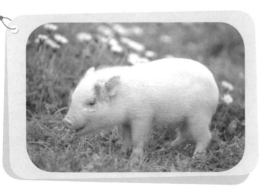

弱了，血液中發炎因子濃度降低了，並且能啟動B細胞，增強抗體的產生能力；此外，對腸道和呼吸道健康、鐵的吸收和運輸、血液指標均得以改善。牛初乳能強化人體從消化道吸收鐵質的能力，它有兩大作用：一是剝奪了一些病原微生物生長所需的鐵，二是為人體免疫反應等生理功能提供必要的鐵。此外，還能透過刺激自然殺手細胞的增生，改善抗病毒等能力。根據107位慢性患者的試驗比較顯示，自然殺手細胞會有數十倍的增長，因而使原有的各種症狀緩解或消退。

☆ 其他作用（豐富的全營養素）

牛初乳尚有調節胃腸道菌群、強化營養物質的吸收、利用和促進嬰幼兒、青少年生長發育作用，以及抗衰老等功能。

☀ 牛初乳與人體免疫

人體的免疫力會隨著個體的健康狀態和年齡而改變，人體要有足夠的免疫力，才能抵抗外界各種毒素、細菌和病毒入侵。

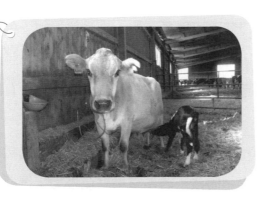

在一般情況下（母體健康、母乳充足），出生後半年內，由母乳提供抗體，免疫力較強。若是早產兒或是母乳分泌不足，這些人群由於個體差異，可考慮補充牛初乳來強化嬰幼兒的抵抗力。

為什麼嬰幼兒需要牛初乳呢？牛初乳具有與母親初乳非常相似的成分與功效，是母牛產犢後三天內的乳汁，其具有免疫調節、促進生長發育、抑制多種病菌、改善胃腸道的功能性食品。

1. 0至6歲的幼兒，從母體帶來的免疫球蛋白消耗殆盡，而自身的免疫系統尚未發育完善，處於生理上的「免疫功能缺陷期」，極易患上感冒、腹瀉與呼吸系統疾病。若能讓幼兒適當補充牛初乳，可以幫助幼兒順利成長。

神奇的牛初乳

2. 6個月至3歲，母體不再提供抗體，是生理上的「免疫功能不全期」，這個年齡階段的孩子極易生病，且腸胃功能脆弱，選擇適當的牛初乳對孩子的發育會有所助益。

3. 3至12歲，這時候孩子的免疫系統剛發育完善，仍然相當薄弱，容易生病的孩子若希望增強免疫力，選擇牛初乳不僅可以幫助孩子降低生病機率，還能面對各種挑戰。

4. 13至45歲，這個階段的免疫系統相對穩定，免疫功能比較完善。但由於學業、工作和生活壓力的影響，促使免疫力上下波動而引發身體機能出狀況，可能會經常感冒等。多加飲用牛初乳不失為調整體質，改善精神壓力狀況，獲得完美生活狀態的好幫手。

5. 46歲以後，人體的免疫機能開始衰退，體內免疫物質和生長因子流失很快，易發老年性疾病，補充充足的牛初乳能幫助中老年人強健身體、減少疾病的發生及延緩衰老。

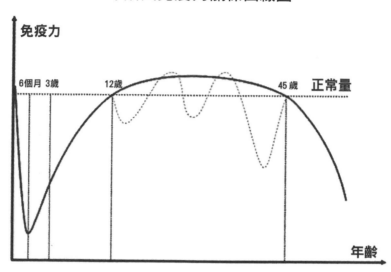

年齡與免疫力關係曲線圖

☀ 牛初乳的保健功能

　　初乳，是新生兒來到人世間的第一口食物，也是媽媽給嬰幼兒最好、最珍貴的禮物。嬰兒出生後七天內母親分泌的乳汁為初乳，是嬰幼兒最重要的食物。初乳除了富含蛋白質、脂肪、維生素、礦物質等全營養素外，還含有豐富的生長因子和免疫調節因子。這些組成因子使得嬰幼兒獲取生長發育所需的全部營養素，並幫助嬰幼兒迅速適應外界環境，加快生長發育和抵抗疾病。然

而，六個月後母親分泌的乳汁比起初乳的營養就少了許多，孩子的健康就會少了保護。

牛初乳，是健康母牛產犢後72小時內所分泌的乳汁。它含有珍貴的活性免疫球蛋白（IgG、IgA、IgM、IgE、IgD）及豐富的乳鈣質、蛋白質、多種微量元素等營養成分，被稱為「二十一世紀免疫之王」。2000年美國食品科技學會（IFT）將牛初乳列為二十一世紀最佳發展前景的非草藥類天然健康食品。牛初乳是所有乳品中化學組成最接近人體母乳的一種天然食品，其生物功能活性成分與人類初乳具有同源性。它含有抵抗病菌和病毒入侵的天然活性免疫球蛋白（IgA、IgG、IgM）、乳鐵蛋白以及生長因子（TGF、IGF）等營養成分，對幼兒來說，特別營養。增強幼兒對營養物質的吸收和利用，提升幼兒對疾病的免疫抵抗能力，促進幼兒的生長發育和智力發育。

牛初乳的保健功能，來自於它含有豐富的生長因子、免疫調節因子、免疫球蛋白、生物活性多肽以及人體所需的各種營養素、維生素和微量元素。大量的動

物、人體功能實驗證實，口服牛初乳可提高系統免疫力、調節腸道菌群，並促進胃腸道生長發育或腸道組織創傷的癒合、延緩衰老、促進生長發育等。在生物學上的保健功能歸納如下：

1. 增強抵抗力和免疫力

免疫球蛋白能夠與病原微生物及毒素等抗原結合，形成抗體，同時促進哺乳動物新生幼子的自身免疫系統發育成熟，保護其免受病原侵襲。同樣地，牛初乳也能夠提高成年人系統免疫能力。

2. 促進生長發育和提高智商

牛初乳中所含的牛磺酸、膽鹼、磷脂、腦肽等是孩童生長發育不可缺少的營養物質。試驗證明牛初乳能加

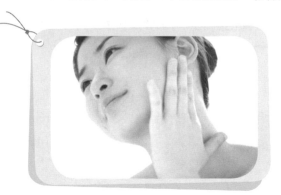

速離體細胞的生長速度和延長細胞存活時間，具有促進細胞生長的作用，對於增進智力發育有不

神奇的牛初乳

小的作用。

3. 消除疲勞、延緩衰老

　　牛初乳萃取物（Bovine Colostrum Extracts, BCE）能提高老年人體內血清總超氧化物歧化酵素（Superoxidase Dismutase, SOD）活力與含錳超氧化物歧化酵素（Mn-SOD）活力，降低脂肪過氧化物含量，增強抗氧化能力，延緩衰老。實驗證明牛初乳萃取物能提高老年人的智慧，減緩老化速率。牛初乳萃取物含有較高的牛磺酸、維生素B、類胰島素生長因子、牛初乳生長因子、纖維結合蛋白、乳鐵蛋白等，並含有豐富的維生素和適量的鐵、鋅、銅等微量元素，多種因素的協同效應，使牛初乳能改善衰老症狀。實驗證明牛初乳能增強動物的體力、耐力和抗空氣稀薄能力，因此牛初乳具有消除疲勞的作用。

4. 調節血糖

　　牛初乳具有降低血糖和增強身體免疫力、抗自由基傷害、抗衰老等明顯的改善功效，尤其調節血糖效果顯著。

5. 增強體質、提高運動性能

　　牛初乳是唯一天然的免疫因子與生長因子的完美組合，它可作為純天然、無副作用的運動營養品。生長因子可促進肌肉生長，修復受損或老化的細胞、組織和肌肉，並能促進脂肪燃燒，增加骨質密度，使肌膚恢復彈性。對運動量大的運動員來說，牛初乳是一種極好的營養品。它能幫助運動員在運動後迅速恢復體力，同時協助修復受損的肌肉和結締組織，保護運動關節。飲用牛初乳對於保障健康，提升運動成績是一種安全、有效的方式。

6. 病後和術後恢復

　　牛初乳中的寡醣及其衍生物，具有抗炎、抗感染、促進腸道等有益菌群繁殖的作用，而且還具有啟動身體免疫功能的作用，增強抵抗力和免疫力。牛初乳中各種生長因子協同作用，能讓細

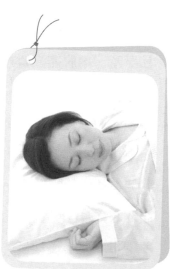

胞正常生長、組織修復和外傷癒合。牛初乳中的生長因子還能促進受傷肌肉、皮膚膠原質、軟骨和神經組織的修復，以及強健肌肉，修復RNA和DNA的作用。

7. 調節腸道菌群

促進胃腸組織發育及其創傷癒合，牛初乳中的免疫因子能有效抵抗病毒、細菌、黴菌及其他過敏原，中和毒素。在抑制多種病原微生物生長的同時，不會影響腸道內非病原性微生物的生長和繁殖。因此能改善腸胃機能，對於腸胃炎、胃潰瘍的患者有顯著療效。

牛初乳適用人群

1. **凡早產、剖腹產、難產、體重不足、非母乳餵養的幼兒**：由於先天抗體不足，而自身免疫系統未發育完善，處於生理上的「免疫功能不全期」，所以需要補充牛初乳來提升免疫力，其內含的生長因子和乳鈣質可促進幼兒骨骼生長，並幫助幼兒的腦神經發育。

2. **亞健康人群**：針對此類型人群，飲用牛初乳可以加強免疫力，改善慢性疲勞，增強體質，促進人體新陳代謝，排除毒素，擺脫亞健康狀態，提高工作效率及生

活品質。

3. **老年人**：提升
老年人的身體
免疫力，延緩
身體器官功能
衰退，增強體

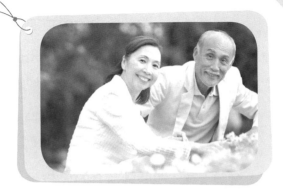

質，避免疾病纏身。

4. **運動員**：增強體質、提高運動性能，並且幫助運動員
在運動後迅速恢復體力，同時修復受損的肌肉和結締
組織，保護身體運動關節來保障健康，提升運動成
績。

5. **病後和術後恢復者**：牛初乳中各種生長因子的協同作
用，能促進細胞正常生長、組織修復和外傷痊癒。此
外，它有抗發炎、抗感染、促進腸道有益菌群繁殖的
作用，同時還可以啟動身體免疫功能。牛初乳中的生
長因子還能增進受傷肌肉、皮膚膠原質、軟骨和神經
組織的修復，並能強健肌肉，修復RNA和DNA。

6. **腸胃紊亂患者**：調節腸道菌群，促進胃腸組織發育及

神奇的牛初乳

其創傷癒合，牛初乳中的免疫因子能有效抵抗病毒、細菌、黴菌及其他過敏原，中和毒素。在抑制多種病原微生物生長的同時，不會影響腸道內非病原性微生物的生長和繁殖。因此能改善腸胃機能，對腸胃炎、胃潰瘍的患者有顯著療效。

7. **愛美女性**：牛初乳所含的表皮生長因子、轉化生長因子等，能促進新生細胞生長和身體的新陳代謝，維持生理平衡，促進身體排毒能力，達到美容的功效。

8. **懷孕產婦**：增強孕期體質，減少外來致病原，保護胎兒和自身健康。可經由胎盤和乳汁傳給胎兒，提高幼兒先天的免疫力，產後可提升抗感染力，並促進傷口癒合、不發炎、不便祕，遠離產前煩惱及產後憂鬱。

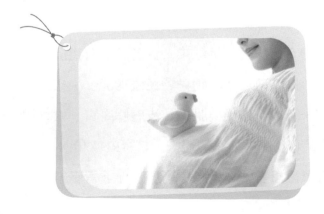

☀ 牛初乳的產地和品質認證

紐西蘭的環境一直被認為是世界上生產最佳乳品的地方，在紐西蘭我們可以看到牛隻悠遊地放牧在大地上，喝清淨的山泉水、呼吸新鮮的空氣、食用100%有機牧草及乾糧。紐西蘭至今並未遭受狂牛症及口蹄疫的肆虐，這完全肇因於零汙染的環境及政府相關部門的管控。

在這種零汙染的環境下，空氣中總是瀰漫著一股新鮮的味道，加上無汙染的山泉水、藍白色的天空、寬闊無邊的油綠牧場，使得紐西蘭一直是優質牛乳出產的好地方。乳牛每三個月就會生產小牛一次，因此可大量收集新鮮的初乳，以低溫的方式送至製作的工廠，因為低溫收集可以使初乳保持原來組成的活性，這是一個在製作過程上極大的優勢。

來自紐西蘭自由放牧、非人工疫苗注射所獲得的牛初乳，從收集、儲存、運送、製造、包裝等過程都經過紐西蘭政府的嚴格監管下，使得牛初乳的免疫成分品質不被破壞、不被汙染，而且所有牛初乳奶粉的整個製程都符合ISO 9001的規格。

神奇的牛初乳

有機牛初乳的認證

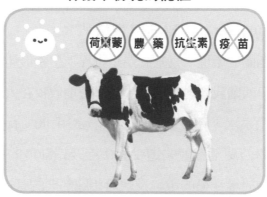

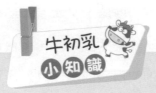

有機牛初乳的品質認證

❶ 生產有機牛初乳的牧場必須為100%有機牧場，且絕不使用化學肥料或殺蟲劑在飼料作物或牧場上。

❷ 收集母牛生產後36小時內所分泌的初乳，且收集來的初乳必須立即進行處理。

❸ 在牛初乳中不能檢測出抗生素、殺蟲劑、農藥及重金屬的殘餘。

❹ 母牛不注射類固醇、疫苗和荷爾蒙（生長激素）。

❺ 不使用動物廢棄物、或其他添加物來餐養母牛。

☀ 牛初乳產品化要求

　　牛初乳與一般牛奶相比，顏色偏黃，質地較濃稠有黏性，適口性較差（口味偏酸、有腥味），因此不建議直接飲用，通常需要經過加工處理，才能成為被大眾接受的保健商品。

　　此外，牛初乳中仍然有不利於人體健康的細菌存在，必須經過消毒殺菌後才能飲用，主要的消毒殺菌法為巴斯德殺菌法，如下：

1. **高溫瞬間殺菌法**（H.T.S.T）：以72℃維持15秒，如此可以在短時間殺死所有的病原菌，保留約90%初乳中的免疫營養因子，可以保持最佳品質。

2. **低溫長時殺菌法**（L.T.L.T）：以63℃維持30分鐘，但缺點是長時間的殺菌過程，對於營養豐富的初乳可能使

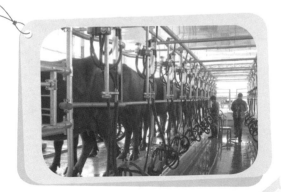

得細菌增殖的速度加快，相對讓初乳更易受到汙染。

高品質的牛初乳採集自天然放牧的健康乳牛，無激素、抗生素和化學製劑殘留汙染。為保留生物活性及營養成分，採用巴斯德高溫瞬間殺菌法（H.T.S.T），除去牛初乳中有害的微生物，再經低溫噴霧乾燥技術加工成粉，保證其純天然和原有的生物活性，具有完整的乳類營養和高含量的天然免疫球蛋白（IgG），是得到國內外各權威專家推薦的一種適合各年齡層食用的膳食營養補充品。為避免牛初乳粉或初乳奶粉過度曝露於空氣中，導致牛初乳粉中珍貴有效成分降低，建議採用無菌充氮小包裝為宜。

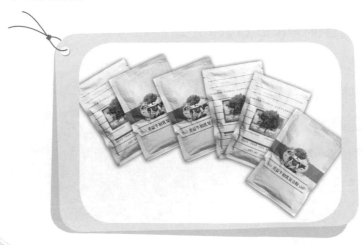

☀ 有機牛初乳製作流程

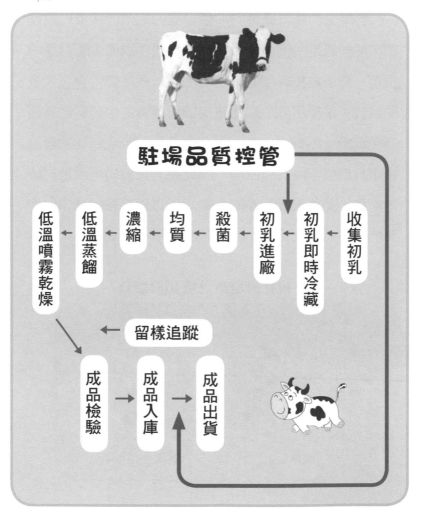

駐場品質控管

低溫噴霧乾燥 ← 低溫蒸餾 ← 濃縮 ← 均質 ← 殺菌 ← 初乳進廠 ← 初乳即時冷藏 ← 收集初乳

留樣追蹤

成品檢驗 → 成品入庫 → 成品出貨

神奇的牛初乳

☀ 牛初乳V.S.超高免疫奶

　　科學家們將會威脅到人體健康的細菌與病毒做成疫
苗，然後將這些疫苗注射到乳牛的體內以產生相對應的
抗體，然後收集乳牛的牛奶，因為這些牛奶中含有大量
的抗體，這種用乳牛作為轉換器所獲得的牛奶稱之為超
高免疫奶（Hyperimmunized milk）。超高免疫奶的理論
是來自於疫苗注射的原理，因此超高免疫奶可說是科技
的產物，並非天然存在的牛奶，所以對某些敏感體質者
可能會造成過敏反應。

牛初乳與超高免疫奶的勝負

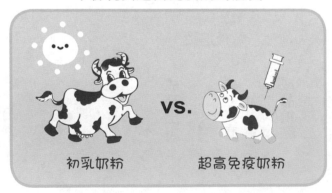

初乳奶粉　　VS.　　超高免疫奶粉

紐西蘭奧塔哥大學微生物系在1998年及2001年利用牛初乳與超高免疫奶進行比較實驗，研究原本是要使用22種病菌，但因其中有3種病菌無法入口，所以只使用了19種對人體會引發疾病的微生物，進行免疫球蛋白G（IgG）之效能比較。

　　結果顯示，牛初乳與超高免疫奶的效能一樣，但牛初乳對病菌的專一性比超高免疫奶來得好，只要小小的劑量就具有殺菌的功能。這個結果告知我們天然牛初乳比超高免疫奶更具專一性！

　　在進行牛初乳與超高免疫奶的免疫球蛋白G（IgG）實驗之前，紐西蘭奧塔哥大學微生物系研究團隊，也曾比較上述兩種奶粉內的免疫球蛋白A（IgA）及免疫球蛋白M（IgM）的殺菌效果，他們利用白色念珠菌、大腸桿菌0157：H7、幽門螺旋桿菌、腸炎沙門氏菌、及傷寒沙門氏菌來進行實驗。其結果是：只要小小劑量的牛初乳內的免疫球蛋白A（IgA）及免疫球蛋白M（IgM），就具有殺菌的功效。

比較牛初乳與超高免疫奶的效能及專一性的19種病菌

編號	病菌	疾病
01	仙人掌桿菌	食物中毒、乳房炎
02	彎曲桿菌	食物中毒
03	白色念珠菌	鵝口瘡
04	梭狀艱難桿菌	嚴重的腹瀉
05	大腸桿菌	共生菌叢
06	大腸桿菌0157：H7	食物中毒
07	嗜血桿菌	腦膜炎，可致命
08	幽門螺旋桿菌	胃潰瘍
09	克雷白氏肺炎菌	肺炎、尿道感染
10	單核增多性李斯特菌	食物中毒，可致命
11	痤瘡桿菌	面皰
12	腸炎沙門氏菌	食物中毒，可致命
13	傷寒沙門氏菌	食物中毒，可致命
14	金黃色葡萄球菌	肺炎、骨髓炎、心膜炎、腦膜炎、關節炎、中毒性休克症候群、甲氧苯青黴素抗藥菌症

15	表皮葡萄球菌	多重抗藥菌症
16	無乳鏈球菌（B群）	乳房炎、腦膜炎、菌血症、肺炎，可致命
17	突變形鏈球菌	牙周疾病、蛀牙、動脈粥狀硬化、心內膜炎
18	化膿性鏈球菌（A群）	鏈球菌性咽喉炎、肌肉骨化症、鏈球菌休克症候群、風濕熱、腎臟疾病
19	小腸結腸耶爾辛氏菌	食物中毒、敗血症，可致命

神奇的牛初乳

牛初乳專家推薦

❶ 牛初乳特別值得推崇，它能抑制許多呼吸系統疾病，尤其是能抵抗流感病毒。對動物或人體突變而產生的亞洲流感病毒的潛在致命性暴發具有獨特的控制效果。──《兒科熱帶病雜誌》

❷ 牛初乳對腹瀉，尤其是輪狀病毒引起的小兒秋季腹瀉具有顯著的改善作用。──《外科雜誌》

❸ 牛初乳中所含的生長因子能促進骨骼、肌肉生長和神經再生。──《斯堪地納維亞兒科雜誌》

❹ 牛初乳能刺激淋巴組織，使免疫力差的人（尤其是老年人）增強免疫功能。透過口服方式攝入免疫因子十分簡便。──《生物學雜誌》

❺ 牛初乳能加速B細胞成熟，促進抗體形成，並能刺激巨噬細胞的活動。──《科學新聞》

❻ 牛初乳對懷孕、產婦也相當重要，經常飲用，不僅

可增強自身體質，因而不易生病，更不會受抗生素困擾。此外，牛初乳中免疫球蛋白還可以傳遞給胎兒和幼兒，增進孩子的身體健康。──《新英格蘭醫學雜誌》

❼ 牛初乳是自然界唯一富含免疫因子的天然食物，它滿足了現代人追求自然的心態。更加重要的是，牛初乳的抗病能力主要來源於其中的免疫球蛋白。──《初乳功能性食品》

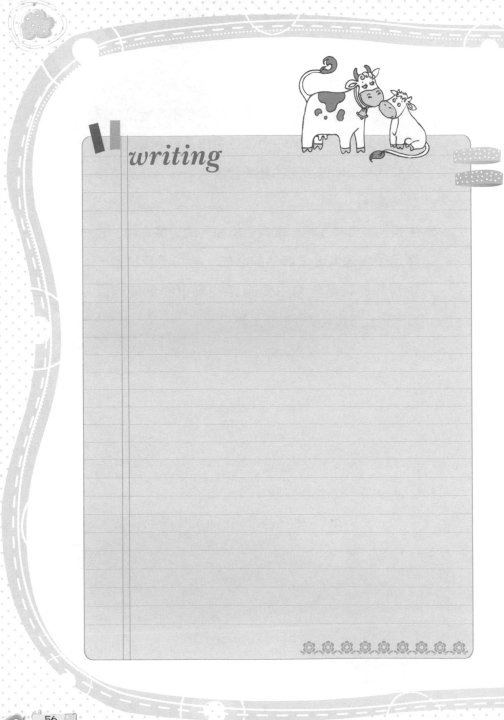

writing

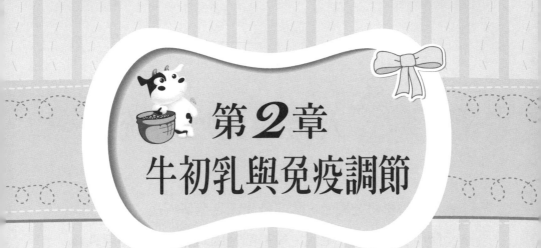

第 2 章
牛初乳與免疫調節

保護健康的超級軍團！

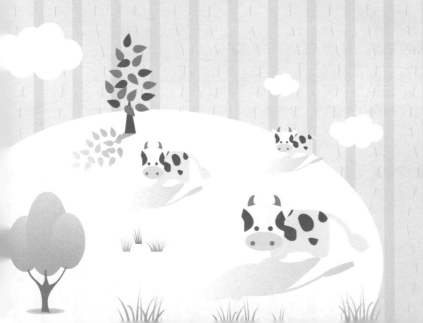

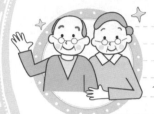

人體的免疫系統。

　　醫學研究顯示，除非是先天性遺傳疾病，不然在人體所展現的大小毛病，幾乎都是因為免疫系統出現紕漏所造成的。生物藉由免疫系統的精密防禦機制，讓病菌無法靠近。

　　免疫系統是集合了免疫組織（旅隊）、免疫器官（連隊）、免疫細胞（班隊）、免疫分子（單兵）於一身的超級軍團。

1. **免疫組織**：皮膚、黏膜、血腦屏障。

2. **免疫器官**：骨髓、胸腺、脾臟、扁桃腺和淋巴結。

3. **免疫細胞**：T細胞、B細胞、巨噬細胞、嗜中性白血球、自然殺手細胞等。

4. **免疫分子**：免疫球蛋白（簡稱為抗體）、細胞激素。

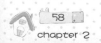

免疫系統猶如體內的國防部，具有保護、通緝、記憶等功能，
是人體免於疾病發生的守護神。

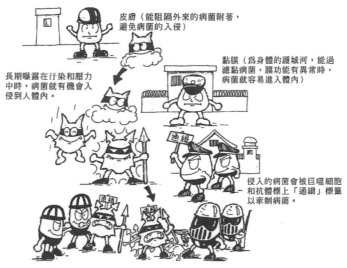

皮膚（能阻隔外來的病菌附著，
避免病菌的入侵）

黏膜（為身體的護城河，能過
濾黏病菌，膜功能有異常時，
病菌就容易進入體內）

長期曝露在汙染和壓力
中時，病菌就有機會入
侵到人體內。

侵入的病菌會被巨噬細胞
和抗體標上「通緝」標籤
以牽制病菌。

被「通緝」的病菌，很快就會被其他的免疫細胞辨識出來，並當場槍殺。
事後被「通緝」的病菌的特徵會被記錄和留底以便日後快速的反應。

☀ 免疫系統的功能

1. 防護

　　免疫系統的存在主要是為了防範病菌（病毒、細
菌、寄生蟲、黴菌等）對身體進行攻擊，並造成健康的
傷害，身體若出現無法掌控的殘疾，自然康復力也會隨
之受到影響。因此免疫系統的「防護」，包含了攻擊和
保護的意義。

2. 清除

當紅血球或免疫細胞的壽命結束後，脾臟會把這些失去功能的細胞，進行垃圾分類，把可回收的加以回收，把不能回收的加以清除。因此免疫系統對於體內一些老化或功能喪失的細胞都會處理乾淨，以免造成身體的負擔。

3. 修補

對於受傷的組織或器官，免疫細胞提供了組織修補的服務，讓受損的組織、器官的功能得以恢復。當皮膚受傷後，免疫細胞會促進生長因子分泌，使皮膚組織再生。

4. 記憶

當身體受到某一種病菌的侵襲後，記憶細胞（Memory Cell）會把「入侵者」的特徵記錄下來

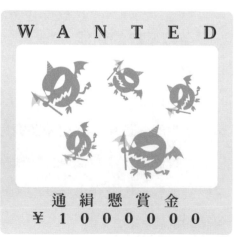

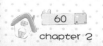

並做好存檔，待這種病菌再次入侵時，能夠產生快速的反應。

免疫系統的兩大防線

一般認為免疫系統的兩大防線是各自獨立運作，但研究顯示，這兩大防線是第一道防線可調節第二道防線的作用，因此兩者之間有密切的交互影響。

1. 第一道防線

又稱為「非特異性免疫反應」，由皮膚、黏膜、黏液（胃酸、唾液、淚液）、巨噬細胞等所組成。皮膚、黏膜主要是防止病菌的附著及入侵。當病菌，特稱為抗原（Antigen），穿透過皮膚、黏膜後，體內的巨噬細胞、嗜中性白血球、單核球、自然殺手細胞等免疫細胞會對抗原發出攻擊。巨噬細胞會與病菌融合並活化由T細胞所啟動的「特異性免疫反應」。因此，第一道防線主要是阻擋病菌的入侵，減少病菌在體內的數量及吞噬遭受感染的細胞。

牛初乳與免疫調節

2. 第二道防線

　　亦稱為「特異性免疫反應」，由「細胞免疫反應」及「體液免疫反應」所構成。第二道防線的最終目的是讓由骨髓細胞所分化而來的B細胞製造出對抗病菌的特異性抗體，來與抗原結合，結束病菌入侵的對抗戰。首先是巨噬細胞與病菌融合形成抗原呈現細胞，並釋放出細胞激素，促使輔助T細胞發出病菌入侵的訊號，活化殺手T細胞及B細胞。B細胞被活化後，開始製造抗體（Antibody），也就是免疫球蛋白（Immunoglobulin, Ig）的簡稱。免疫球蛋白是為了中和病菌毒性而產生的蛋白質，包括了IgG、IgM、IgA、IgD、IgE五大類。免疫球蛋白在體內扮演攻擊部隊的角色，抵禦外侮入侵並將之消滅，是由一群活性蛋白質所組成，結構為Y字型，存在於血液、體液中，具有殺菌、消炎、預防微生物附著、中和毒素等

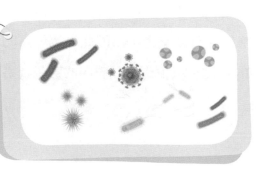

功能。當抗原與Y字型的抗體結合後，就無法再傷害正常細胞，而且還很容易被巨噬細胞或補體所破壞。T細胞及B細胞的互相協調，使病菌入侵的戰役提早結束。

特異性免疫反應

免疫反應	細胞免疫反應	體液免疫反應
主導細胞	T細胞	B細胞
反應過程	T細胞直接攻擊和吞噬被巨噬細胞處理過的受感染細胞，像是受病毒感染細胞、癌細胞及異體移植細胞。	受T細胞活化後，合成產生抗體。
主要功能	發動攻擊、引導戰鬥和活化B細胞。	合成對抗入侵病菌的抗體，使入侵病菌容易被其他免疫細胞辨識，然後使病菌被移除。

✖ 自我免疫調節力檢測

免疫系統的防禦機制可避免生物體受到非自體物質（外來病菌）入侵，免疫系統調節能力關係到身體健康

狀態。檢測一下自己的免疫調節力是否出問題？要是以下的選項勾選2～3項以上，就表示免疫調節力低弱；勾選4項以上，表示本身的免疫系統出問題了，需要立即保養身體囉！

□ 容易受病菌感染或感冒，小病小恙總是不斷
□ 常有鼻炎、眼睛紅腫、皮膚搔癢、氣喘等過敏反應
□ 經常承受沉重壓力且總是處於負面情緒
□ 有便祕、腹瀉、脹氣、消化不良、潰瘍等腸胃功能障礙
□ 喜歡吃重口味的食物、飲食不均衡且時常應酬喝酒
□ 經常熬夜、睡眠不足或日夜顛倒
□ 無運動習慣或平日活動量少
□ 體重過重或過輕
□ 經常手腳冰冷、血液循環不好
□ 經常服用藥物

☀ 過敏

在台灣，只要是季節交替或是早晚溫差過大時，許多小孩和成人就會開始出現流鼻水、鼻塞的症狀。耳鼻喉科醫師稱這種對溫差敏感的疾病為過敏性鼻炎。過敏，可說是一種文明病，這些疾病會造成相當程度的慢性發炎，其所侵犯的部位有皮膚、呼吸道、血管。如今過敏性疾病已成為小孩健康的一大威脅。

過敏的患者有遺傳上的傾向，但它與一般的先天性遺傳疾病又有所不同。過敏只會出現在擁有異位性體質的人身上，因為這些人容易產生過敏抗體，導致過敏性疾病。

近年來的研究顯示，過敏的發生可能與體內第一型輔助T細胞（T helper 1, Th1）和第二型輔助T細胞（T helper 2, Th2）之間的平衡有關。在正常情況下（抵抗力好），Th1為免疫機制的主控者，負責對抗病毒感染、癌細胞和器官移植等免疫反應；若是Th2變為主控者，則不會分辨外來物質是否為病原體，便會敵我不分地刺激嗜酸性白血球釋放出過敏物質，而產生過敏反應。研

牛初乳與免疫調節

究也顯示Th1和Th2可以互相影響對方，也就是說當免疫力強時，Th1可以控制Th2的功能；相反的，當免疫力弱時，Th2會反過來影響Th1的功能，結果引發過敏性疾病。

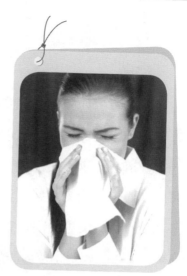

☀ 過敏性疾病遽增的原因

近三十年來，台灣過敏性疾病盛行率攀升許多，平均每3人便有1人深受過敏的困擾，儼然已成為國人相當嚴重的健康問題。過敏性疾病的致病機轉是屬於多因性的，除了過敏性體質會遺傳之外，環境變遷、飲食改變、生活習慣不良也都是過敏性疾病遽增的關鍵因素：

1. **異位性體質**：有異位性體質的人，較易對過敏原產生反應。造成異位性體質的主因不明，一般認為與遺傳有關。研究顯示，如果父母當中有一人具有過敏體質，則生下來的小孩有32％會有過敏體質。如果父母

兩者皆是過敏體質，生下來的小孩子得到過敏體質的機會也會增加至55%。

2. **哺餵母乳不足**：近年來，衛生署規定醫院不准提供配方奶給初生嬰兒哺餵，目的就是希望產婦將分泌的初乳給寶寶，為嬰兒建構比較完整的防護網，因為母乳是嬰兒最棒、最營養的食物，提供豐富的免疫球蛋白及免疫調節因子，來保護嬰兒免於過敏原的侵襲。

3. **空氣汙染嚴重**：由於工業廢氣及汽機車所排放的一氧化氮、二氧化硫和灰塵等物質皆會刺激呼吸道，致使呼吸道對過敏原更為敏感。

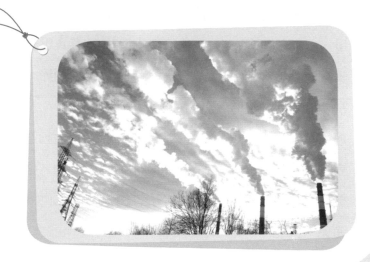

4. **居家環境改變**：現代人的居家環境多有空調，又不習慣打開窗戶，這樣密閉式的環境，再加上台灣氣候潮濕，居家環境裝潢繁瑣，最容易滋生過敏原。

5. **飲食習慣改變**：
   飲食西化，油炸
   食物攝取的頻率
   增加，使得因過
   敏而產生的發炎
   反應更趨嚴重。

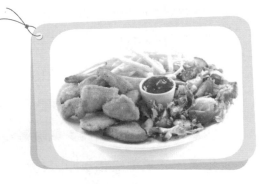

6. **生活壓力大**：科技越進步，生活步伐越加快速，時間越加壓縮，使人在無形中產生沉重壓力；課業上的競爭，父母的期望，也會產生無形壓力，導致壓力荷爾蒙分泌過度，影響胃腸系統與免疫機能的調節。當系統功能有所缺失時，就會引發過敏性疾病。

7. **運動量減少**：現在居家空間緊密，小孩的活動空間也變得狹小，若孩子再沉迷於電玩遊戲和上網，運動的機會就更少了，使得小孩無法經由適當的運動量來調節免疫機能。

☀ 常見的過敏原

遺傳、環境、飲食習慣的改變是過敏性疾病發生的誘因，再加上台灣的溫度及濕度特別有利於過敏原的滋生，使得過敏體質更容易被誘發出來。過敏原是誘發過敏反應的「外來異物」，它們主要是使肥大細胞（Mast cell）釋放過敏物質，然後產生過度反應。過敏原可經由呼吸道、皮膚及消化道侵入人體。台灣常見的過敏原可分為以下四大類：

常見的過敏原

過敏原種類	過敏原
吸入性過敏原	塵埃、塵蟎、黴菌、棉絮、寵物毛髮、草蓆、花粉、蟑螂
食物性過敏原	蛋白、蛋黃、牛奶、蝦子、螃蟹、花生、芒果、草莓、奇異果、鳳梨、巧克力
藥物性過敏原	抗生素、止痛藥
接觸性過敏原	保養品、化妝品、油漆、衣服、金屬

☀ 生活中的非過敏原因素

　　除了一般常見的過敏原外，事實上還會有一些非過敏原因素存在，如氣候劇烈變化、空氣汙染、刺激性味道、心理壓力、冰冷食物、劇烈運動、流感病毒等因素的存在，它們會使病情雪上加霜。因此在盡量避免接觸過敏原的同時，也要把非過敏原因素列入考量。

1. 過敏體質的小孩如果患上感冒，極易出現鼻竇炎、氣喘的症狀。在流行性感冒盛行期間，過敏體質的小孩盡量不要到公共場所，以降低感染機率。

2. 氣候劇烈變化，乍暖還寒的季節，過敏性疾病的孩童應注意保暖及維持居家溫度衡定，減少冷空氣對呼吸道黏膜的刺激。

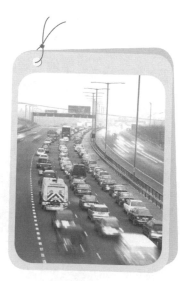

3. 二手菸、汽機車所排放的廢氣，會使過敏性症狀更顯嚴重。

4. 油漆、香水、檀香、樟腦

等刺激性味道，也是過敏性症狀的危險誘因。

5. 考試壓力、工作壓力都會使過敏性疾病發作。

6. 過敏性疾病患者的運動宜和緩進行，不能進行太過劇烈的運動，尤其是在冬天時更要注意，冷空氣會使呼吸道內的溫度和濕度改變。運動宜注重吐納的速度。

　　過敏性疾病的控制，是漫漫長路，除了要避免接觸過敏原外，還要強化體質，減少罹患感冒的機率，勤戴口罩，避免接觸汙染空氣、注意頸部保暖、居住環境要通風良好、常換洗冷氣機的濾網、多喝開水等，都是控制過敏症狀發作的小技巧。

常見過敏性疾病的簡介

1. 過敏性鼻炎

　　過敏性鼻炎好發於兒童及青少年時期。過敏性鼻炎的過敏原有塵蟎、寵物毛髮、花粉、黴菌、蟑螂。氣候劇烈變化、心理壓力、刺激性味道也是誘導過敏性鼻炎發作的因素。過敏性鼻炎的症狀有早晚較易打噴嚏、流清澈鼻涕、鼻塞、鼻癢等現象，嚴重時還會併發過敏性

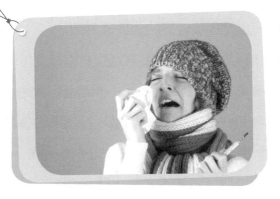

結膜炎、氣喘、鼻竇炎或中耳炎。若要有效控制過敏性鼻炎可以透過調整體力、環境改善、減敏療法和抗組織胺治療等相互配合來改善過敏的情形。

2. 異位性皮膚炎

異位性皮膚炎為慢性皮膚炎，一般在嬰兒時發病，如果控制得當，會慢慢改善，如果持續復發，異位性皮膚炎將會伴隨患者一輩子。

異位性皮膚炎的普遍症狀為「劇癢、丘疹、紅斑」，如果過度的揉擦，皮膚會脫屑、潰爛。食入過敏性食物後或是流汗、洗澡時水溫過高都會加速異位性皮膚炎的惡化。

異位性皮膚炎的預防措施：高危險群的嬰兒，盡量選擇餵食母乳。高危險群的媽媽在懷孕時期及哺乳期，

應當減少接觸過敏性食物。當然要保持居家環境清潔，使塵蟎、黴菌等過敏原的數量減少。

為了避免大量流汗會加重「癢」的症狀，夏天時不要做過於激烈的運動，冬天時要預防皮膚太過乾燥而龜裂。平常洗澡時水溫不能太燙，一天也不能洗太多次，而洗澡時宜使用與皮膚酸鹼值相近的沐浴乳。

3. 氣喘

氣喘也是一種呼吸道過敏的疾病。近二十年來，台北市學童氣喘盛行率提升了約八倍之高。季節的交替時節，天氣的冷熱無常，氣喘病患就容易發病，常見的症狀有嚴重咳嗽、胸部不適、喘鳴等。

男孩的氣喘病發生率比女孩更常見，約20%的嬰兒在二歲以前發病，50%在五歲前發病。某些醫學研究認為氣喘發生與遺傳有關。當氣喘發生時，支氣管在接觸到刺激物質後，會有關閉或變窄的反應，這將導致支氣管裡能讓空氣通過而進入肺的空間變少了，同時已被刺激的支氣管內也充滿黏液，這是因為體內免疫細胞努力地想把刺激物質排掉，但是黏液的形成卻使支氣管更加

阻塞及狹窄。支氣管狹窄和黏液生成，是造成氣喘時呼吸困難的原因。

▼ 拒絕過敏，由調理母親體質開始

　　如果母親的體質先天不良或是高齡產婦，且在懷孕前未做好事先調養的措施，這樣可能會直接影響到胎兒的先天體質。因此父母的體質，簡單而言就是遺傳因素，與過敏性疾病的發生有直接的相關性，如果能在懷孕前，先針對父母的體質加以調養，並減少與過敏原接觸的機會，較能給予胎兒的體質較佳的保障。另外，對於已經患有過敏性疾病的孩童，適當地補充免疫調節食品，也會舒緩過敏症狀，改善孩童的學習能力和情緒指數。

　　從免疫學的觀點來看，過敏性疾病的患病原因，主要是免疫系統內的平衡槓桿失去了焦點，對外來物質的反應過度，使得免疫細胞分泌大量的過敏性化學物質，結果導致過敏反應。

　　在台灣約有三分之一以上的人口可能罹患過敏性疾

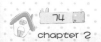

病。除了飲食調養、環境改善外，母體的體質調養也是預防的策略之一。「孩子出生前預防，是最好的方法」，是現在醫者認為因應過敏性疾病的重要的預防之道。母體在懷孕前及懷孕中的體質好壞決定胎兒的免疫

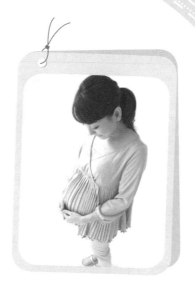

力，因為胎兒在母體時經由胎盤接受母體的免疫能力。過敏絕對是與免疫反應有關的疾病，是一種可以預防的疾病，重點只是在於介入的時間點掌握得對不對。

▸ 過敏性疾病的預防措施

1. 懷孕期

　　a. 母親在懷孕前就必須先調養好自己的體質，改善營養狀態以預防寶寶出現過敏問題。

　　b. 母親若為過敏體質者，在懷孕期要避免接觸過敏食物（海鮮類、某些水果、酒）、環境過敏原（塵埃、

塵蟎、棉絮、花粉、黴菌、蟑螂等）或非過敏原因素
（二手菸、冰冷食物等）。

　　c.盡量不要讓自己承受太大的壓力。

2. 寶寶出生後

　　a.在寶寶出生後一定要餵初乳，母乳對嬰兒的健康
調養已經是有目共睹，初乳是母體生產後三天內所分泌
的母乳，初乳含有各種對抗細菌病毒的免疫球蛋白，並
有豐富的免疫調節胜肽，對於嬰兒的胃腸道發育，甚至
是免疫系統發育均有輔助的效果，是最適合寶寶的食
品，而且它不會造成過敏反應及誘發過敏症狀。不過，
在哺乳期間，母親還是要避免接觸過敏原，以免經由母
乳傳給嬰兒。

　　b.寶寶
生活環境中
的過敏原也
要剔除。

　　c.寶寶
的副食品添

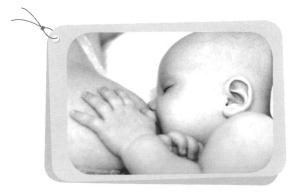

加要從六個月以上開始，一些易造成過敏的食物則須在一歲至一歲半後才開始餵食。

3. 其他

　　a. 避免冰冷的食物、高油、高熱量食物。

　　b. 不要養寵物。

　　c. 冷氣機的濾網要常換。

　　d. 隔週要以55～60℃的熱水來洗床罩、被套、枕頭套。

　　e. 適度的運動。

☀ 免疫調節

　　通常聽到免疫調節的第一個直覺會認為是增強抵抗力，讓免疫力變好變強，但其實免疫調節並非單指增強免疫力，而是指向上調控（增強免疫力）或向下調控（減低免疫反應）。

　　免疫調節評估方法是用非特異性及特異性的免疫功能來評估。非特異性主要是評估嗜中性白血球與單核球的吞噬能力，以及自然殺手細胞的活性；而特異性是針

對某特定抗原做進一步的評估，例如：在老鼠身上注射某抗原，評估抗體的產量、T細胞的增殖量和細胞激素的分泌量。

☼ 免疫調節的營養因子

免疫調節的因子種類繁多，在本書中，我想把重點放在與營養相關的免疫調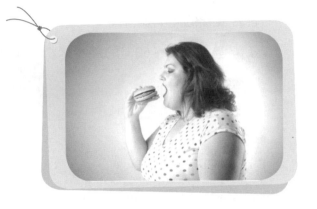節因子。可能讀者會疑惑為什麼只著重在營養方面呢？因為我經營保健產業二十多年的時間，深信「病從口入」這句話！人會生病絕大部分的起因都與飲食有關，長期飲食不當可能造成生活習慣病（慢性病），而疾病的發生往往與免疫系統異常密不可分，這就是我想討論免疫與營養的主因。

1. 靈芝多醣體

　　相信大家聽過最多關於免疫調節的食物就是靈芝，連武俠小說中的主角受了重傷，只要吃了千年靈芝就可以立刻恢復並功力大增，不過這也只是虛構的小說，現實生活中靈芝雖然具有調節免疫的功能，但屬於蕈菇類食物，也就是植物性的食材，其所含的蛋白質量極少，故整體的營養價值偏低，特別對於協助產生抗體而言，便不具有實質性的作用，因為抗體生成的基本材料就是蛋白質，在基本材料不足的情況下，若想要達到免疫調節的功效就變得相對困難了！

　　雖然如此，我們還是不能全盤否定靈芝在調節免疫方面的貢獻！而靈芝具有此功能都是取決於其特殊成分——靈芝多醣體（Ganoderma Polysaccharides）。相信讀者們一定都看過或聽過廣告中比較靈芝的優劣就是多醣體含量的多寡。究竟多醣體是什麼呢？其實就是碳水化合物的一種，例如：澱粉也是多醣體，只是分子結構的不同，便產生了相異的生理活性。澱粉的結構可以在腸道中被酵素水解成葡萄糖而被腸道吸收轉成熱量利

用，而靈芝多醣體無法被腸道酵素分解，只能在腸道中來回碰撞，如此便啟動了腸道免疫細胞，將產生的訊息帶入血液中，提升了免疫系統對抗病原的能力，所以靈芝多醣體便成了眾所皆知的調節免疫營養因子！

其實，從天然食材中即可攝取到多醣體，像是我們每天都可以吃到的黑木耳、香菇、金針菇等，與靈芝都屬於相同的蕈菇類，只是多醣體的含量較低，以致人們忽視其保健效果。不過站在經濟效益的角度，這些食材即使經常食用，還是能達到相當的保養效果。

2. 益生菌

腸道不單是扮演消化、吸收營養、排毒的角色，其實也兼具「調控免疫系統」的工作，掌管人體70%的免疫功能。腸道被歸類為黏膜組織，是人體與外界細菌、病毒或其他病原接觸的部位，其他像是口腔與呼吸道，皆屬於免疫系統中的周邊淋巴組織的一部分。人體內有80%的淋巴細胞分布在黏膜組織，在腸道中就有一兆以上的淋巴球分布其中（約60～65%），協助撲殺細菌和病毒，以及促進抗體形成；所以腸道中的淋巴細胞也可

分泌大量抗體，約占人體每天抗體產量的60%，可抵禦外來病原體的入侵。

益生菌（Probiotics）便是屬於腸道免疫調節的營養因子。我在《排毒享瘦不復胖的祕訣》與《健康三通》這兩本著作中都有提到益生菌和腸道健康的關係。若腸道中存在較多的益生菌，可以讓腸相變乾淨，亦幫助分解吃進的食物、吸收維生素，甚至幫助抗體生成，因此健康的腸道不僅僅幫助吸收營養素，還能提升免疫力，所以腸道健康與否決定免疫力的強弱，其中益生菌便是極為重要的關鍵。

免疫學界經過了多項的研究發現，藉由補充對人體有益的細菌（也就是益生菌），可以調節過敏者的免疫系統，又不會有藥物（像是類固醇）副作用的問題，而導致市面上的益生菌產品不勝枚舉，那麼該如何選擇

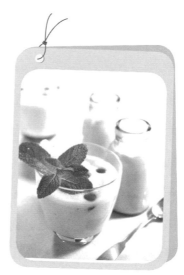

適合的益生菌來調理過敏體質呢？其實就取決於益生菌的菌種了！

目前市售有助於改善過敏體質的益生菌為P菌（Lactobacillus Paracasei），知名廠牌的優酪乳就是使用P菌，取得健康食品的免疫調節認證。益生菌免疫調節的原理就是使Th1上升並抑制Th2。不過使用益生菌來調理過敏是不能斷根的，只是可以緩解過敏反應發生的次數與症狀，服用藥物（如抗組織胺）抑制發炎反應的作用效果快，對於症狀的急性處理較佳，但由於其無法抑制Th2，只要停藥，症狀又會出現，長期要達到抑制Th2的效果來改善過敏反應，可以透過補充益生菌來協助調整。

3. 人參皂甘

《神農本草經》謂人參「主補五臟，安精神，定魂魄、止驚悸、除邪氣，明目、開心、益智，久服輕身延年」。自古以來，中國人便極喜愛人參，凡元氣不足，滋補的食材第一個便想到人參，認為經常服用有養氣、延年益壽之功效。人參味甘、微苦，性溫，與其他食材

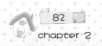

搭配食用皆適合。近年來科學家陸續研究出人參最主要的活性成分稱為皂甘（Ginsenoside），目前有三十幾種皂甘具生理活性，萃取自人參的根部、莖部和葉部，通常六年人參的活性成分含量最理想。人參皂甘也是免疫調節的營養因子，具調節非特異性免疫反應的能力，可增強單核球與巨噬細胞的吞噬作用，所以目前市面上也

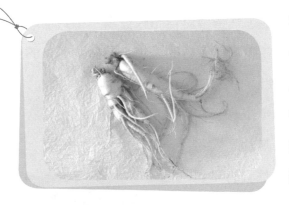

有推出含人參皂甘的健康食品，取得免疫調節的功效認證。

牛初乳與免疫調節

多年來我在經營保健產業的經驗中發現，長期食用牛初乳的朋友，他們感冒的次數比未食用牛初乳者少很多，身體比較不會出現一些小毛病，例如：頭痛、肩頸痠硬、精神不濟等，即使是身體有病痛的人天天飲用牛初乳，病情也相對容易獲得穩定或控制，因此我猜想牛

初乳一定與免疫系統的調節有關聯！

　　事實證明，我的推測果然是正確的！許多研究證實，牛初乳也是調節免疫的重要營養因子。牛初乳中的功能性成分種類繁多，絕大部分是調節體內白血球的功能，避免自體免疫疾病及過敏性疾病的發生，使免疫系統的機能得以維繫，減少免疫高亢或免疫低微的狀況發生。相較於常乳，其蛋白質含量較豐富，相對地，脂肪與碳水化合物較少，更重要的是，具有極為豐富的免疫調節因子，例如：初乳抗體、乳鐵蛋白等。

　　牛初乳的免疫球蛋白對於微生物感染，無論是病毒、細菌或是黴菌，都具有卓越的治療和預防功效。高品質的牛初乳所含的免疫球蛋白至少占總蛋白質的16%。牛初乳中的主要免疫球蛋白類型為IgG，含量最高，分子最小，占總免疫球蛋白的70～80%，主要的功能

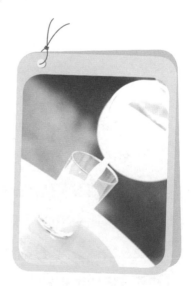

是辨識與摧毀入侵的病菌。IgA是人初乳或母奶中的主要免疫球蛋白類型，在牛初乳中僅占約10～15%，不容易被胃酸與腸道消化酵素所分解破壞，主要的功能是保護腸道黏膜，防止病菌附著，預防疾病。IgM約占牛初乳的10～15%，主要功能是防止細菌入侵，其分子最大。

牛初乳中的免疫球蛋白含量百分比

類　型	說　明
免疫球蛋白G（IgG）	含量最高，分子最小，占70～80%，具有消炎、殺菌、預防微生物附著及中和毒素之能力。
免疫球蛋白A（IgA）	占10～15%，不易被胃酸與腸道消化液分解破壞，主要是保護腸道黏膜，防止病菌的附著，預防疾病。
免疫球蛋白M（IgM）	占10～15%，主要功能是防止細菌入侵，分子最大。

一般商品化的牛初乳都以IgG的含量為主訴求，因為這是牛初乳中顯而易見且可以量化標示的免疫調節因子。當然，牛初乳與免疫調節的關係不單單僅限於初乳抗體，還有乳鐵蛋白、富含脯胺酸胜肽（Proline-Rich Polypeptides；PRPs）這兩種活性成分也都具有免疫調節的能力。乳鐵蛋白以目前的檢驗技術也可以量化標示，不過可惜的是PRPs的定量標準較難以進行，希望未來的檢驗技術可以發展出更容易分析的方法，以嘉惠民眾。

▲ 乳鐵蛋白的免疫調節能力

　　乳鐵蛋白是一種可與鐵質結合的醣蛋白，能幫助體內鐵質運輸、促進鐵質的吸收，同時也具有調節免疫反應，亦可作為抗氧化劑，並擁有抵抗細菌、病毒的功能，維持腸道有益菌叢生長，增強防禦能力。乳鐵蛋白屬於嗜中性白血球，攝取乳鐵蛋白，可活化體內的吞噬細胞、刺激巨噬細胞活力、減輕細菌感染、刺激自然殺手細胞的活力、殺死入侵的病毒、減少致發炎細胞激素如甲型腫瘤壞死因子（TNF-α）及間白素-6（IL-6）的

合成、促使T細胞成熟，進而達到調節免疫之功能。

✖ 富含脯胺酸胜肽（PRPs）的免疫調節能力

PRPs是分子極小的特殊胜肽，其功能是細胞訊息分子，控制著特殊蛋白質的產生，像是免疫球蛋白；所有哺乳類的初乳中都有PRPs，其中最普遍的來源是牛初乳。PRPs是強而有力又可快速作用的免疫訊息者，能同時扮演免疫促進與免疫抑制的角色。PRPs可快速提升免疫力以對抗感染，包含病毒（愛滋病及肝炎）、細菌（高抗藥性細菌）、寄生蟲（瘧疾）及黴菌的感染；也可藉由提升免疫力幫助預防或對抗癌症。在許多疾病中，PRPs也有助於停止慢性疼痛。另外也可透過降低免疫系統的活化，以快速緩解自體免疫疾病的症狀，臨床上發現，PRPs對於自體免疫疾病的症狀有明顯的改善效果，如類風濕性關節炎、紅斑性狼瘡、修格連氏症候群（俗稱乾燥症候群，有眼乾、口乾症狀）、多發性硬化症（中樞神經系統病變，會造成視力受損、平衡失調、行動不便）、僵直性脊椎炎及脊椎狹窄。

發炎是身體抵抗感染的一連串反應，PRPs在發炎反應中有所貢獻是經由控制免疫細胞產生免疫蛋白而發揮作用，堪稱為初乳中的「消炎因子」。PRPs可刺激白血球生成，這是發炎反應中很重要的部分。此外，PRPs會增加皮膚血管的通透性，讓免疫細胞及抗體進入組織的空腔以對抗感染。研究顯示牛初乳中的PRPs可以增加自然殺手細胞的細胞毒性400%，而其他可以增加自然殺手細胞毒性的天然產品最多只能提高到50%。

　　拜「預防勝於治療」的養生觀念所賜，牛初乳食品在免疫調節及體質調養上的功效，日漸被社會大眾所熟悉，再加上牛初乳活性成分的研究陸續被發表，牛初乳食品所創造的見證也逐步地與研究成果相呼應。在體質、免疫力調養至上的今日，牛初乳食品無異是另一項不能被忽略的選擇。

困難名詞解釋

❶ 雙歧因子：是為異麥芽寡醣，可幫助腸道益菌雙歧桿菌生長，從而增加腸道健康。

❷ 促性腺激素釋放素：主要刺激腦下垂體前葉合成和分泌促性腺激素（濾泡刺激素和黃體刺激素）。

❸ 細胞激素：負責免疫細胞與免疫細胞之間的溝通，由免疫細胞自行分泌，具有調節自己及其他免疫細胞的能力，是細胞間的共通用語。

❹ 間白素：為一種細胞激素，調節免疫細胞生長和分化。

❺ 干擾素：為一種細胞激素，具備抗病毒的活性及抑制癌細胞生長的功能。

❻ 腫瘤壞死因子：為一種細胞激素，參與發炎反應、分解代謝癌細胞所產生的毒素。

❼ 超氧化物歧化酵素：是專門用來清除超氧化物自由

基的。SOD在體內唯一的機能就是消除超氧化物自由基，使它們變成對人體無害的水及氧氣。

❽ 含錳超氧化物歧化酵素：超氧化物歧化酵素是一種含有金屬元素的活性蛋白酵素，可與銅─鋅、錳、鐵作為金屬輔基結合，三種皆具有抗自由基功能。

❾ 亞健康：介於健康和疾病之間連續過程中的一個特殊階段，既非疾病也非健康。

❿ 抗原：引發抗體合成的病原或物質。

⓫ 抗體：又稱「免疫球蛋白」，呈Y字型，由B淋巴球（B細胞）製造，用來對抗抗原。

⓬ 類風濕性關節炎：慢性全身性疾病，是自體免疫引起的關節炎，它除了會破壞關節軟骨，造成關節發炎，還會侵害心臟和神經，引起全身發炎。

⓭ 紅斑性狼瘡：俗稱蝴蝶斑，好發於女性，為人體自體免疫性疾病中的一種。此病會侵犯體內的多種器官，如關節、肌肉、皮膚、腎臟、神經系統、肺臟、心臟及免疫系統。

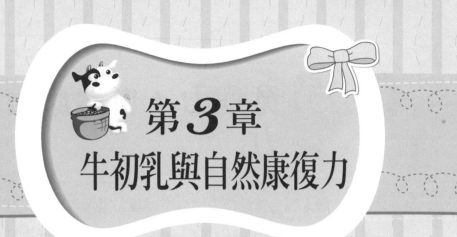

第3章
牛初乳與自然康復力

保護健康的再生能力！

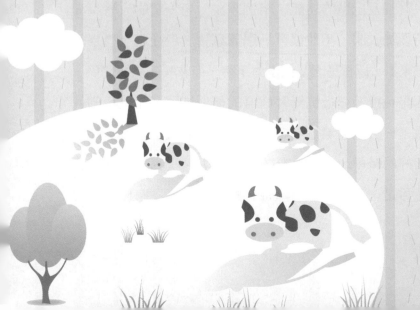

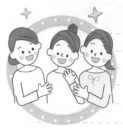

免疫力 ≠ 自然康復力。

　　一般人容易將免疫力與自然康復力畫上等號，但其實這是兩種不盡相同的名詞。為什麼我說得如此玄妙呢？因為自然康復力當中包含了免疫力，換句話說，免疫力內含在自然康復力中！

　　所謂「免疫力」，其實就是我在本書的第二章節中談到的免疫系統抵抗外來病原的能力，包含防護、清除、修補及記憶的功能。舉例來說，老一輩的人總說天冷時要加衣服，不然很容易傷風感冒，但從現今科學的觀點來看，感冒是因為免疫力下降，而非吹到風的關係，原因是免疫系統抵抗感冒病毒的能力減弱，所以我們就感冒了，否則病毒是遍布在我們的生活環境中，平時免疫力好的時候，我們具有防護的能力，吹到風也不會感冒，可是一旦免疫力下降時，身體抵擋不住病毒大軍的

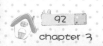

入侵，感冒便隨之而來了！

　　我在《健康三通》一書中談過「自然康復力」，也稱為「自癒力」，它是一種調理身體器官機能的力量，具備癒合、修復的能力，如同感冒時，即使不看醫生拿藥吃，只要多休息多喝水，幾天之後一樣會恢復健康，這就是自然康復力的表現，是與生俱來的能力，而且每天二十四小時都在持續運作，同時具有診斷能力、辨識損傷、清除受傷組織、修復組織，使其能力回復如前的一種向上力量。「自然康復力」是自發性的，當身體受到損傷後，會自動活化，並進行修補。

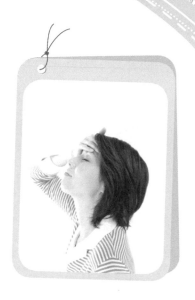

　　體內「自然康復力」的操作模式就如同河川淨化一樣，只要還有一點點起死回生的力量，「自然康復力」就能夠發揮它的潛力！因此，「自然康復力」是一種自我療癒的能力，一般人都認為「自然康復力」就是免疫力，其實不然，「免疫力」只是「自然康復力」的其中

一個分身，因為「自然康復力」這個本尊是由神經、免疫、內分泌所統合出來的一種向上力量，不等於免疫力，因它的力量是來自於免疫、神經以及內分泌系統的調節。

以前的人們一直被教導疾病是不可逆的，當疾病發生後，它只會越來越惡化而不會好轉。現在，我們了解到，只要調節免疫—神經—內分泌系統的功能，改變生活型態、有效紓解壓力，疾病是可以被控制、甚至治癒的，而併發症則能夠被延後發生。這種情況就像是河流在自我淨化一般。當河川被嚴重汙染到一定的限度後，河川內的含氧量會下降、陽光無法穿透、河川內的生態無法生存下去，導致河川生病，但是當汙染源移除到限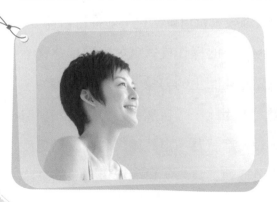度以下，河川就會開始產生自我淨化的力量，讓含氧量增加、生態存續，再次活過來。

☀ 神經、免疫、內分泌系統

在古希臘典籍中提及，憂鬱的婦女比開朗的婦女容易罹患嚴重的疾病。中醫也認為七情（喜、怒、哀、思、悲、恐、驚）和六慾（貪、嗔、癡、慢、疑、癲）是疾病、衰老的溫床。

壓力諸如缺氧、感染、失血、中毒、情緒緊張都會導致免疫機能受損，這主要是因為腎上腺皮質素（壓力荷爾蒙）分泌過度所產生的後果。任何免疫上的問題都不能單從免疫系統的內部調節來思索，而是要考量到神經與內分泌系統對免疫系統的調控。

神經、免疫、內分泌被視為一體，主要是因為以下的證據：

1. 神經傳遞物質與荷爾蒙無論是在體內或體外的條件下，都會影響到免疫細胞活力及免疫反應的強弱。

2. 在免疫細胞的細胞膜上可以找到多種神經傳遞物質和荷爾蒙的受體。

3. 免疫細胞可以合成一些具有荷爾蒙特質的物質，如細胞間白素（Interleukins）。

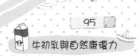

4. 神經細胞及內分泌細胞均可以合成及分泌免疫調節因子。

5. 神經內分泌及免疫系統間存在有雙向往返的回饋機制（Feedback mechanism）。

神經、內分泌和免疫系統的三者關係

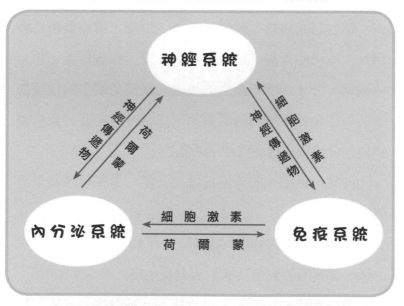

對於高等生物而言，呼吸、消化、循環等系統，主要是在執行營養、代謝、排泄等基本生理需求，也就是要氣通、腸通、血脈通，這是屬於低階的生理系統，若

這三通的功能都健全完整，方能支援高層次的神經、免疫、內分泌系統的功能。假如神經、內分泌、免疫系統有任一方或任兩方失去平衡，其下游的呼吸、消化、循環系統就會出現「亞健康」的現象，諸如肩痠頸硬、偏頭痛、排便不順、消化不良、生理痛、經前症候群、香港腳、體力衰退、精神不濟、失眠、癒後不佳、體重過重等狀況都可能會出現，並干擾我們的生活品質。

人類的身體是一個龐大且複雜的有機體，當身體上的任一個小齒輪出現鬆動時，身體可是會面臨到被解體的命運。「自然康復力」就是使身體免於被解體的力量，它來自於神經、免疫、內分泌系統三者之間的相互協調及和諧共處。壓力和汙染造成體內毒素堆積，而導致氣不通、腸不動及血不清，如此便讓神經、免疫、內分泌系統的相互溝通協商

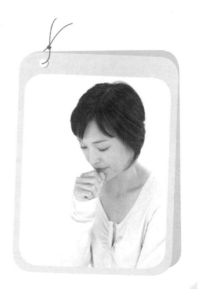

的能力處於失衡狀態，使得免疫力下降、自律神經錯亂、內分泌失調，結果造成許多亞健康的問題發生。

☀ 自然康復力下降的徵兆

我們要如何檢測「自然康復力」是處於穩定還是不穩定的狀態？是從低階的呼吸、消化或循環系統來觀察？抑或是高階的神經、免疫、內分泌系統來偵測？其實上述任一系統的功能衰退都會牽制「自然康復力」的發揮，且都可做為自然康復

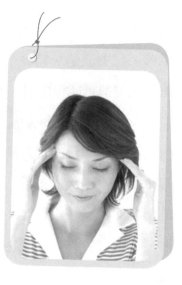

力的指標。只不過通常身體健康出問題，免疫系統是首先發難的監控系統，它比其他五種系統的反應都來得快。因此免疫系統被認為是表現「自然康復力」最快速的明顯指標，畢竟傷口無法癒合會比呼吸不順、消化不良、循環受阻、荷爾蒙失調或神經衰弱，讓人有更直接的聯想！

自然康復力下降的徵兆

呼吸系統	消化系統	循環系統
□呼吸短淺急促、喘氣	□消化不良、脹氣	□四肢麻痺、冰冷
□呼吸困難	□噁心、無食慾	□肩痠頸硬
□胸悶	□胃發熱、痙攣	□血壓突然上升
□莫名咳嗽有痰	□常便祕或腹瀉	□心悸

免疫系統	神經系統	內分泌系統
□傷口久不癒合	□疲倦、暈眩	□壓力
□經常感冒	□耳鳴	□荷爾蒙失調
□常嘴破、口腔潰瘍	□情緒緊張易怒	□更年期障礙
□小病拖很久才痊癒	□偏頭痛	□經前症候群

　　當您勾選三項以上時，即表示您的自然康復力目前正處於低下狀態，必須盡快提升您的自然康復力，以避免疾病發生！

☀ 影響自然康復力的因素

「自然康復力」雖是天賦的能力，若沒有好好的加以管理，它還是會變質的。就如同便利商店，每天都會補給貨品，更何況是「自然康復力」！若給予適當的補給，自然康復力當然活力無限！

事實上，日常的生活習慣或飲食習慣都會影響自然康復力的強弱，以下列舉影響自然康復力的因素供大家參考，建議可特別留意，以避免自然康復力下降。

1. 營養不均衡

營養是「自然康復力」的基石。人人每天一定要攝取均衡營養，營養素不均衡可能使免疫系統防禦的功能減弱，最好的證明就是以「蛋白質」來舉例，「蛋白質」除了是細胞建構的鋼筋水泥，亦是組成抗體的材料，若是蛋白質

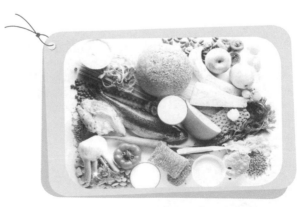

攝取不足，抗體產量減少，免疫力便容易處於低下狀態，更遑論自然康復力的強弱了；「醣類」是體內能量的主要供應者，其中葡萄糖更是腦細胞與神經細胞的唯一能量來源，若是不足便直接影響神經系統的穩定；「脂肪」除了是身體能量的供應者外，必需脂肪酸更是體內製造前列腺素、細胞膜、性荷爾蒙等的原料，若脂肪攝取不足，內分泌系統必出現紊亂，像是女性長期不吃油脂來減肥，易導致閉經的問題；體內新陳代謝若要維持正常，一定要有充足的「維生素及礦物質」參與，最明顯的例子就是維生素B群若不足，同樣也會影響神經系統的穩定，造成神經敏感；人體不可或缺的「水」若攝取不足，體內各種代謝皆無法正常運作；因此，缺乏上述任何一種必需營養素，都會大大影響到「自然康復力」。

2. 毒素囤積

我在《排毒享瘦不復胖的祕訣》書中細談過毒素。簡而言之，我們的生活中充滿著各式各樣的毒素，不管是環境中的毒（空氣、電磁波）、飲食中的毒（飲用

水、食物或是藥物），甚至是我們的心靈中都有毒的存在（壓力），這些毒素長期累積在體內，將可能影響到「自然康復力」的發揮，使自己成為亞健康的族群，若是忽視亞健康呈現的細微症狀，讓這些毒素在體內長期累積，易產生過敏性疾病、慢性病、自體免疫疾病（紅斑性狼瘡）及退化性疾病（骨性關節炎）。另外，毒素也可能會影響基因修補的能力，致使基因產生突變。故促進毒素的代謝排除、減少與毒素接觸，是保護「自然康復力」的基本要點，至於如何聰明排毒？各位讀者若有興趣可以參考《排毒享瘦不復胖的祕訣》這本書。

3. 脂肪太多

脂肪組織除了儲存脂肪、提供熱量之外，脂溶性毒素與重金屬也會囤積在當中，是體內藏汙納垢的地方，長期下來，可能造成身體慢性中毒，也是許多慢性病的根源；另一方面，若血液中的脂肪太多，將使血液變得濃稠，循環受阻，這其實更增加了罹患心血管疾病的風險，當然也會影響身體其他器官的運作，導致更多慢性疾病的發生，因此減肥是一種淨化、排毒的方法，若能

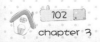

去除體內多
餘的脂肪，
維持理想體
重，才能有
效杜絕慢性
病的發生，

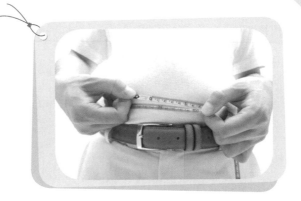

保護「自然康復力」。

4. 氣不通

　　人們賴以維生的空氣中，到處充滿了塵埃、汽機車
排放的廢氣，甚至是二手菸，吸入如此骯髒的空氣後，
將會毒害肺部，為「氣不通」。氣喘為氣不通的典型症
狀，同時也直接影響了自然康復力的強弱。新鮮、充足
的氧氣是大腦神經運作所必需的養分，但是現代人的生
活方式以及生活空間，能夠提供多少新鮮的含氧空氣給
身體？緊張忙碌的生活，使得我們的呼吸都比較短淺，
有些人的呼吸淺到猶如沒有呼吸一般。深呼吸可促使大
量氧氣進入大腦，刺激大腦和心臟的氧氣與二氧化碳的
交換，而深呼吸的方法很多，我最推薦腹式呼吸（或稱

丹田呼吸），這是刺激「自然康復力」的動力之一。

5.腸不通

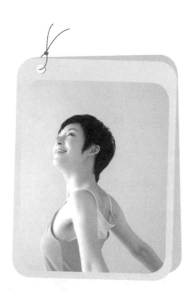

我主張唯有腸道暢通無阻，營養素才能有效吸收，因為腸通是營養的門戶、健康的守衛與壽命的量尺。否則即使攝取均衡的營養素，

但腸道阻塞不通，依舊無法啟動最佳的「自然康復力」，這是由於腸道兼具「調控免疫系統」工作的關係，畢竟腸道是人體與外界接觸面積最大的器官，掌管了人體70%的免疫功能，是人體最大的免疫器官，所以在影響「自然康復力」的因素中，扮演著舉足輕重的地位。若想要腸道順暢無比，通宿便為第一道關卡，利用補充抗氧化的水、消化酵素、膳食纖維以及益生菌，便能輕鬆維持腸道暢通，那麼保持「自然康復力」的最佳狀態，將變得輕而易舉！

6. 血脈不通

現代人的飲食不虞匱乏，吃食講究精緻化，也就是這樣的飲食文化，把你我的「自然康復力」都吃掉了！過度精緻的飲食文化不只加重身體的代謝負擔，相對地毒素更易累積，也造就了我們的血管老化，血脈當然不暢通！

血脈是生命物質的通道、細胞的網絡與老化的指標。血液循環的交通網絡不順暢，「自然康復力」就會受到牽連。血液循環是體內營養素運輸及進行氧氣和二氧化碳交換的場所。當體內出現傷口時，血管網絡能將白血球送到傷口部位，進行傷口癒合反應。血液所提供的氧氣、營養素是促使細胞代謝正常的主要關鍵。除此

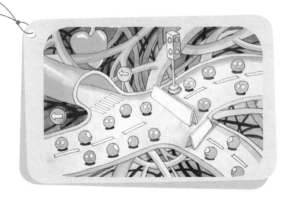

之外，血路順暢還能減少廢棄物堆積在血管上、避免血管發炎、變窄。此時若多補充富含二十碳

牛初乳與自然康復力

五烯酸（EPA）與二十二碳六烯酸（DHA）的魚油、月見草油、亞麻仁籽油皆能有效促進血液循環，維持自然康復力。

7. 免疫力不佳

當免疫力不好時，「自然康復力」是不會存在的。舉例來說，愛滋病又稱為後天免疫失調症候群（AIDS），是由於免疫系統中細胞免疫反應崩潰所導致的疾病。在愛滋病患身上，我們可以很清楚地看到「自然康復力」蕩然無存的跡象。免疫系統是體內辨別「自我」和「非我」的系統，它必須肩負起保護體內的正常細胞（自我）及驅逐外來物質侵襲（非我）的重任。當免疫系統失調時，任何類型的感染，無論是來自於病毒、細菌、黴菌，都會對身體產生極大的威脅，因為此時身體的反抗能力非常低弱，若要啟動「自然康復力」的保護也會變得相當困難。

8. 睡眠品質不好

睡眠是讓身體休養生息的最佳方法，每天睡足7小時是最基本的睡眠時間。另外，早點就寢也非常重要，若

是日夜顛倒，即使睡滿7小時，身體還是無法獲得充足的休息。研究顯示，長期的失眠會影響腦內神經傳遞物質的分泌，且會直接影響到神經、內分泌系統的平衡以及免疫系統的功能。冥想、打坐、腹式呼吸、瑜珈、精油薰香、有氧運動等，都有助於睡眠品質的改善和生理機能的調節，更有紓壓的效用。良好的睡眠還可以誘導體內自然分泌生長激素，預防老化，並使「自然康復力」處於極佳狀態。

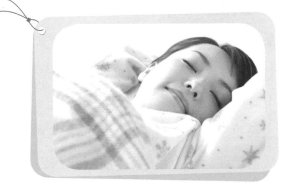

9. 年齡

年齡越增長，其「自然康復力」就越不如年輕人，但這並不表示老年人沒有「自然康復力」，只是老年人的「自然康復力」要發揮出來，需要比較長的時間。我們經由觀察周遭的長輩發現，同樣都是小感冒，年輕人可能5～7天就痊癒了；可是老人家一旦感冒了，除了難

以康復之外，還很容易併發
支氣管炎或肺炎，讓感冒嚴
重起來，這就是年齡影響
「自然康復力」的實證。年
紀大的人平日維持「自然康
復力」，建議進行規律、適
當的運動及補充機能性保健

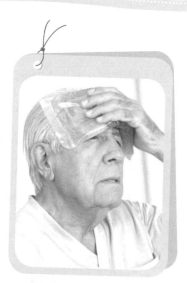

品，是助長「自然康復力」及預防老化的小撇步。

10. 壓力

壓力絕對是影響「自然康復力」的重要因素。現代
人幾乎生活在不自主的過度負荷運轉狀態，不但容易造
成身體疲乏，也易導致精神上的疲勞感，壓力會抑制免
疫系統的功能並直接干擾自律神經的運作，而影響到消
化系統和循環系統的生理效應。若長期累積壓力，使大
腦過度負荷運轉，妨礙了大腦細胞對氧和營養素的及時
補充，便容易造成內分泌功能混亂、交感神經系統過度
興奮、自主神經失調，導致腦疲勞、精力不足、注意力
分散、睡眠障礙、性機能減退等症狀，故壓力已成為現
代人的身心障礙疾病。

☀ 喚醒自然康復力的方法

　　我在上一段文章中提到十個影響「自然康復力」的因素，讀者們可以發現要喚醒自身的「自然康復力」其實並不難，只要調整平日的飲食或生活習慣，便能輕鬆擁有絕佳的「自然康復力」，遠離疾病的侵襲。

★ 均衡攝取六大類營養素——醣類、脂肪、蛋白質、維生素、礦物質和水。

★ 每日排毒計畫——減少毒素在體內囤積，影響正常新陳代謝運作。

★ 維持理想體重——降低高熱量、高油脂飲食攝取。

★ 健康三通——維持氣通、腸通、血脈通（請詳見《健康三通》一書）。

★ 每日充足睡眠、適當紓解壓力、規律運動。

★ 補充機能性食品——牛初乳、魚油、月見草油、抗氧化水、酵素、好纖維、益生菌。

☀ 牛初乳與自然康復力

「自然康復力」也具備促進癒合、增強表現、改善記憶、克服恐懼、紓解壓力的能力,是維持身、心、靈平衡的力量。雖然「自然康復力」摸不著也看不透,但卻是體內自我修補、延緩器官機能老化、遠離惡疾的中樞。因此,「自然康復力」是健康之鑰,它肩負「診斷」、「辨識」、「清除」及「修復」的功能,也是體內自發性癒合的能量中心。

我在《健康三通》書中談到,人們自有其與生俱來的「自然康復力」,透過「淨化、調養」,就能讓自然康復力保持在最佳狀態,只要善加利用機能性食品(Functional Foods)協助將人體不必要的毒素排除,並加以調理、滋養,身體的呼吸系統、消化系統與血液循環系統自然會接連正軌,進而使神經系統、免疫系統及內分泌系統的運作正常化,便能回復健康的狀態,而「自然康復力」就是你我身上與生俱來的健康潛能。

近年來,我體悟到,所謂淨化、調養的涵義便是清淨、轉化(淨化)與調整、滋養(調養)。「淨化」就

是排毒，而非治療，所以是利用機能性營養食品將體內累積的毒素清除乾淨，以營養為基礎，從攝取均衡營養開始，而不是以藥物來淨化，先將影響身體代謝的毒素都清除完畢，還給自己乾淨的體質；調養是對身體機能進行調整與滋養，使其維持最佳狀態，也是利用機能性營養食品讓身體能固本培元、休養生息，而能恢復自然康復力以長保健康。這個道理如同農夫要種植作物，必定是先將農田中的雜草拔除乾淨，再撒下種子、施肥滋養，農作物即可獲得充足的養分，如此也才能長得茁壯。

　　牛初乳是協助維持自然康復力穩定的最佳機能性營養食品。我在本書的第二章節中提到，牛初乳是免疫調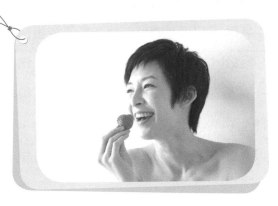節的營養因子，其成分中含有豐富的免疫球蛋白、乳鐵蛋白及富含脯胺酸胜肽（PRPs），不

僅對於免疫系統的調控相當重要，牛初乳中含有醣蛋白、生長因子、消炎因子等功能性成分，亦對於呼吸、消化及循環系統皆有修護保養的作用，甚至是牛初乳中的耐糖因子對於血糖的穩定也有幫助。在內分泌系統中，牛初乳中的瘦體素也可以調控食慾。

▸ 牛初乳功能性成分

1. **乳鐵蛋白（Lactoferrin）**：生乳中有二種蛋白質，分別為酪蛋白及乳清蛋白，其最大的不同在於分子大小不同，乳清蛋白分子較小，但比酪蛋白更具功能性，耐酸性及耐熱性也與酪蛋白不同，乳清蛋白在生乳殺菌過程中，因耐熱性低，其活性較容易被破壞，而乳鐵蛋白是屬於乳清蛋白的一種。人體內主要有兩種與鐵螯合的蛋白質：乳鐵蛋白（Lactoferrin）和運鐵蛋白（Transferrin）。運鐵蛋白主要是血液蛋白質，而乳鐵蛋白是乳汁中的一種分泌蛋白質。乳鐵蛋白是一種很容易與鐵結合的醣蛋白，其具有吸附三價鐵的能力，也是消化、呼吸及生殖系統的守門神，存在於哺乳類

動物，如人類、牛等所分泌的乳汁中，也存在於唾液、淚液、氣管、鼻腔分泌物、胰液以及其他的分泌物中，具有殺菌和抑菌的作用。乳鐵蛋白的殺菌作用並非與細菌爭奪鐵的能力有關，而抑菌作用則與鐵結合有關。一般而言，初乳所含的乳鐵蛋白含量會比眼淚、關節液、唾液及骨髓液多出許多倍。人類的乳鐵蛋白與牛的乳鐵蛋白，其相似性達69%。乳鐵蛋白被認為是優質的活性蛋白質，目前牛初乳的乳鐵蛋白已經被商品化，它主要是被使用在幼兒配方奶粉、健康補充劑、功能性飲料、化妝品及口腔清潔用品上。乳鐵蛋白的生理功能如下：

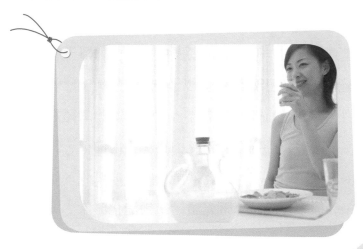

a. **促進鐵吸收**：對鐵有
很高的吸附能力，可以增加
人體對鐵離子的吸收及利用
率，人類在攝食鐵時，若與
乳鐵蛋白結合後，將能更順
利地運到小腸，有利於組織
吸收。對於孕婦、青少年、
運動員、貧血者、素食者及
酗酒者的營養狀態有正面的影響。

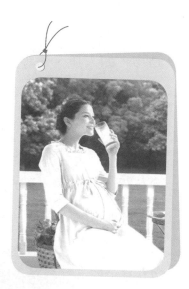

　　b. **抑菌和殺菌**：與需要鐵生存的病菌做抗衡，使病
菌得不到養分而死亡，因此具有抗菌作用，另因結構特
殊，可以與微生物結合，進而破壞細菌的細胞壁，也可
以達到抗菌的作用。當乳鐵蛋白與體內鐵離子結合後，
細菌將無法利用鐵離子來進行增殖或生長；此外，乳鐵
蛋白會與細菌的細胞膜結合，改變細胞膜的通透性，而
使得細菌破裂並死亡。營養不良、手術前後、飢餓、肝
衰竭、糖尿病都能導致乳鐵蛋白的合成減少，並且增加
感染的機率。據醫學研究顯示，被消化酵素水解的乳鐵

蛋白仍能保持其功能性。由於乳鐵蛋白對鐵離子有很高的親和力，故當乳鐵蛋白存在時，微生物無法利用鐵離子作為養分，因此乳鐵蛋白有抑菌和殺菌的功能。

　　c. **抗病毒**：乳鐵蛋白可以阻止病毒附著在人體的細胞上，以防止病毒進入細胞，在細胞內增殖。林口長庚兒童醫院曾針對二百名三歲以下幼童，對於飲用添加乳鐵蛋白牛奶的實驗，結果發現，乳鐵蛋白不僅對腸病毒71型具有抗菌之功效，克沙奇病毒及A-16型病毒等，都具有抗菌效果。

　　d. **抗氧化劑**：鐵離子是促使自由基產生的催化劑，當體內囤積過量的鐵離子時，易導致氧化反應發生，產生自由基，造成疾病和老化。乳鐵蛋白與過量的鐵離子結合，可預防自由基產生，是天然的抗氧化劑。

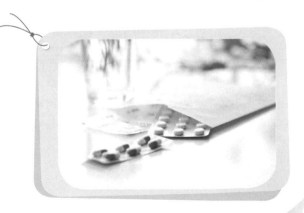

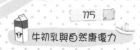

e. **培養好腸相**：維護腸道有益菌叢的生長，增強腸道的防禦能力。

乳鐵蛋白的生理功能

功能	說明
促進鐵吸收	可以增加人體對鐵離子的吸收及利用率，人類攝食到鐵時，若能與乳鐵蛋白結合，能更順利運到小腸，有利組織吸收。對於孕婦、青少年、運動員、貧血者、素食者及酗酒者的營養狀態有正面的影響。
抑菌和殺菌	當乳鐵蛋白與鐵結合後，細菌將無法利用鐵來進行增殖或生長；乳鐵蛋白會與細菌的細胞膜結合，改變其通透性，使得細菌破裂並死亡。因此乳鐵蛋白有抑菌和殺菌的功能。
抗病毒	乳鐵蛋白可阻止病毒附著在人體細胞上，以防止病毒進入細胞，在細胞內增殖。研究結果發現，乳鐵蛋白對腸病毒71型、克沙奇病毒及A-16型病毒，都具有抗病毒效果。
免疫調節	乳鐵蛋白可活化體內的吞噬細胞、刺激巨噬細胞活力、減輕細菌感染、刺激自然殺手細胞的活力、殺死入侵的病毒、減少致發炎細胞激素的合成，進而達到調節免疫之功能。

抗氧化	當體內囤積過量的鐵離子時，易導致氧化反應發生，產生自由基，乳鐵蛋白可與過量的鐵離子結合，預防自由基產生，是天然的抗氧化劑。
培養好腸相	維護腸道有益菌叢的生長，增強腸道的防禦能力。

2. **富含脯胺酸胜肽（PRPs）**：PRPs是分子極小的特殊胜肽，其功能是細胞訊息分子，控制著特殊蛋白質的產生，像是免疫球蛋白；所有哺乳類的初乳中都有PRPs，其中最普遍的來源是牛初乳。我在第二章節中談到PRPs可幫助調節免疫反應、改善自體免疫疾病及抑制發炎的作用，PRPs對於胃腸道也具有保護作用，特別是作用在結腸炎更有顯著效果（包含潰瘍性結腸炎與克隆氏症），並可預防因長期服用非固醇類抗發炎藥物（NSAIDs）所造成的胃腸損傷，像是Aspirin、Ibuprofen與Naproxen（皆為普遍用於治療關節痛之藥物），進而提高營養素吸收率，可快速改善營養素的吸收力，讓頭髮、皮膚及指甲更健康。

3. **醣蛋白（Glycoprotein）**：牛初乳所含的醣蛋白種類繁

多，其中以蛋白分解酵素及胰蛋白分解酵素最為研究人員所熟悉，因為它們是保護初乳中的營養物質，如免疫調節因子及免疫球蛋白，免於被胃酸和腸液的破壞。醣蛋白也具有預防細菌感染、減輕流行性感冒症狀、預防蛀牙、改善消化性潰瘍、改善腸道疾病的功能。

4. **生長因子（Growth Factor）**：它能刺激受傷組織的傷口癒合、改善脂肪及蛋白質的代謝、促進細胞發育，協助調節細胞生長速度，促使皮膚細胞增殖、分化與再生，加速傷口癒合，前述幾項皆為生長因子在人體體內的功能。牛初乳的生長因子與人初乳的生長因子在結構上具有相容性。生長因子是一個大家庭，每位成員都有自己要負的責任。

a. **表皮生長因子（EGF）**：是維持皮膚完整及腸道發育的生長因子。EGF可刺激皮膚的修復，如改善糖尿病人傷口潰爛的情形。

b. **類胰島素生長因子（IGF）**：是牛初乳中最豐富的生長因子。它主要參與血糖、膽固醇的調節，並且具

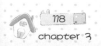

備增加瘦肉組織及抗老化的功能。

c. **轉型生長因子**（TGF）：主要是負責骨頭傷口癒合（骨折及關節軟骨磨損）與刺激腸道表皮細胞的生長發育。

d. **血小板轉型生長因子**（Platelet-Derived Growth Factor, PDGF）：管理皮膚、軟骨的傷口癒合及發炎反應。

e. **血管內皮生長因子**（Vascular Endothelial Growth Factor, VEGF）：為預防血管增厚的生長因子；血管增厚會導致血管病變，造成高血壓及心血管疾病。

f. **生長激素分泌因子**（Growth Hormone Releasing Factor, GHRF）：刺激腦下垂體分泌生長激素。生長激素是體內天然抗老化因子，並且具有維持瘦肉組織的量，促進膠原蛋白的合成，使皮膚更有彈性，且可促進組織的傷口癒合。

g. **神經生長因子**（Nerve Growth Factor, NGF）：是一種神經細胞生長調節因子，對於中樞和周圍神經元的發育、分化、生長、再生及功能特性的表達有重要的調

控作用，整體而言，它對於促進神經系統的發育極為重要。

5. **耐糖因子**（Glucose Tolerance Factor, GTF）：維持體內糖類的正常代謝，增強胰島素作用，促進血液中的葡萄糖進入人體內各細胞代謝，以平衡、穩定血糖。牛初乳中含有微量礦物質「鉻」及運鐵蛋白，「鉻」被稱為葡萄糖耐受因子，是維持人體正常葡萄糖耐受度所必需的元素，可幫助胰島素的生成，並與胰島素結合促進葡萄糖進入細胞內，以穩定血糖，為重要的血糖調節劑，若人體組織中含量高者，則不易罹患糖尿病，對於低血糖及糖尿病患者都有益。如果失去了「鉻」，糖分就不能進入細胞，當大量糖分停留在血液當中，就會使血糖比例不斷提升，但細胞卻得不到糖分的任何補

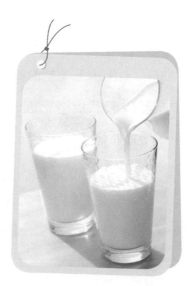

充，而失去所有的能源。運鐵蛋白是運送鉻的血液蛋白質，若是攝取充足的鉻，但無運鐵蛋白將鉻送到組織細胞，則鉻也無法發揮調節血糖的功用，因此穩定人體血糖的耐糖因子兩者缺一不可。

6. **胰島素（Insulin）**：為參與許多動物生理作用的關鍵內分泌素，其作用包含促進蛋白質和肝醣的合成，增加肌肉、脂肪組織對葡萄糖的吸收，加速肌肉中支鏈胺基酸的更新，因此增加肌肉組織的合成並減少蛋白質的異化作用。分娩後 12 小時的初乳中胰島素含量大於 300 ng/ml，遠高於血中之胰島素濃度，研究推測初乳中胰島素的作用可能是促進腸道細胞吸收免疫球蛋白G（IgG）。

7. **乳過氧化酵素-硫氰酸鹽（Lactoperoxidase-thiocyanate）**：是組成乳過氧化酵素系統的兩項要素，為牛初乳中天然的抑菌系統，對許多細菌均有抑制之效果，如革蘭氏陰性菌、低溫菌、李斯特單胞菌。此系統是由乳過氧化酵素（Lactoperoxidase）、過氧化氫（Hydrogen peroxide）及硫氰酸鹽

（Thiocyanate）三者所組成。當三者以適當濃度同時存在時，即會產生一種抑制細菌生長之中間產物次硫氰酸鹽（Hypothiocyanite），並抑制細菌之生長，預防新生兒腹瀉。

8. **瘦體素（Leptin）**：為一種內分泌物質，主要是由白色脂肪細胞中的肥胖基因（ob gene）所生產分泌的蛋白質，其作用類似荷爾蒙，是生物體內對脂肪囤積的負回饋信號，具有降低攝食量及增加代謝率的功能，這是屬於長期的攝食調控。瘦體素的生理功能如下：

a. **抑制食慾**：抑制食慾興奮激素的作用而達到抑制食慾功能，並刺激下視丘飽食中樞，引發飽足感，以減少進食動機和脂肪囤積。

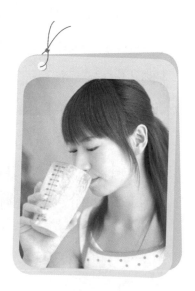

b. **增加能量消耗**：促進交感神經活性，啟動棕色脂肪細胞膜上的腎上腺素接受器而增加能量消耗。

c. **減少脂肪堆積**：直接作用於肝與骨骼肌細胞，使脂肪酸氧化，而減少脂肪堆積。

　　牛初乳之於自然康復力，可作用在低階的呼吸、消化與血液循環系統，也可調節高階的神經系統、免疫系統及內分泌系統的運作，至於實際上對於人體自然康復力的證據如何？我會在下一章節為讀者們詳談！

胃腸道功能失調

下痢、排便不順、食欲不振、腸胃蠕動不良、胃酸分泌過剩、消化不良、吸收不良症候群都算是胃腸道功能失調的一種，有時候還會出現噁心、嘔吐、腹部脹氣、偏頭痛、疲憊不堪等症狀。如果失調未予以妥善的處理，最終會衍生出許多消化道問題，如食道炎、胃潰瘍、便祕、胃瘍性結腸炎、憩室炎、痔瘡、癌症、克隆氏症。胃腸道失調易導致胃腸道慢性發炎，醫學研究也指出，胃潰瘍、結腸炎可能會演變成胃癌、結腸癌。胃腸道的慢性發炎是腫瘤發生的促進因子。

牛初乳對消化道疾病的改善效果

牛初乳研究顯示，牛初乳對下列的消化道疾病有明顯的改善效果。

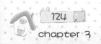

❶ 短腸症。

❷ 食道炎。

❸ 細菌性胃潰瘍，如幽門螺旋桿菌所導致的胃發炎或
胃潰瘍。

❹ 非類固醇抗發炎藥物所導致的腸道損傷。

❺ 化療所導致的腸胃道黏膜損傷。

❻ 潰瘍性結腸炎。

❼ 克隆氏症。

❽ 感染性腹瀉，如由大腸桿菌、輪狀病毒或隱孢子虫
所引發的腹瀉。

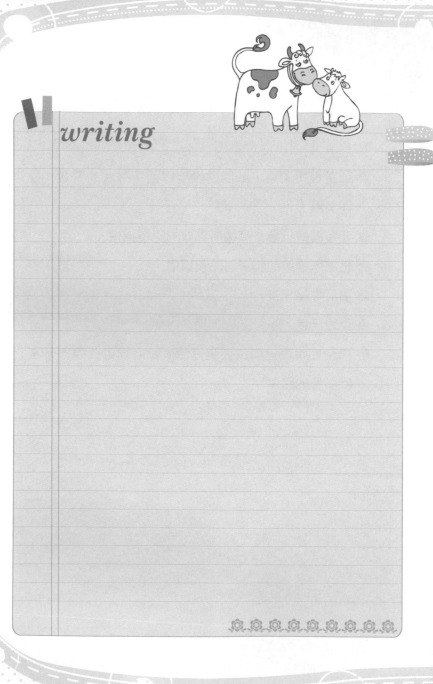

writing

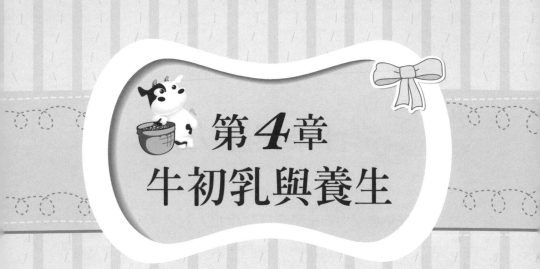

第4章
牛初乳與養生

保護健康的抗老聖品！

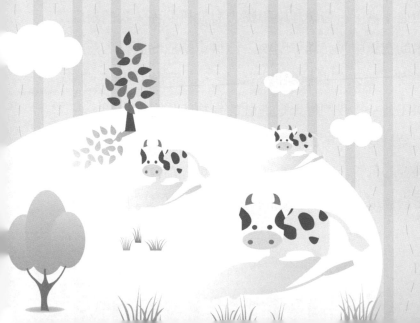

汙染與壓力。

　　汙染與壓力都是影響自然康復力的毒素，也都是現在文明生活的不良產物。我們生活的環境中存在著為數眾多的汙染，空氣、水、食物的汙染，在在影響著人體的健康；而壓力，就像壓倒我們健康的最後一根稻草，雖然舉無輕重，卻壓得我們喘不過氣。

　　現代人亞健康的發生，主因源自於「氣不通、腸不動與血不清」。皆與汙染和壓力有直接關係，我們賴以維生的空氣中，充滿了塵埃、汽機車排放的廢氣，甚至二手菸，吸入如此骯髒的空氣後，進而毒害肺部，為「氣不通」；我們每天吃進肚的食物不但過度烹調，更有農藥殘留、人工添加物等，有時候我們吃進的不只是所需要的營養，連損害身體的毒物可能都會吞下肚，不管是自願或非自願，我們的腸子日積月累了為數眾多的

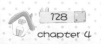

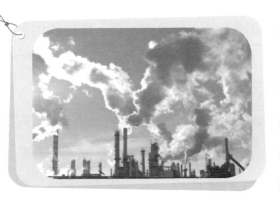

毒素沒有排
出，就是「腸
不動」；細胞
新陳代謝的廢
物會釋放到血
液中，經由體
內的排毒器官排除，若這些廢物沒有排除，使血液混濁
或堆積在血管壁上，是為「血不清」。

　　氣不通、腸不動的結果，當然連帶會造成血不清，
而我們吸入的氧氣與腸道吸收的養分或毒素都會進入血
液循環，再運送到各細胞以供利用，倘若氧氣、養分不
足或毒素太多，都可能藉由血液循環影響到各細胞，造
成傷害，慢慢地促使人體由健康轉變為亞健康狀態。

營食養生概念

　　由於現在亞健康的比例日漸攀升，讓人們開始重視
養生的概念。最簡單、快速的方式就是透過飲食改變來
進行，而且目前的養生風氣正盛，我們可以從各類保健

食品的銷售量知道國人健康意識的抬頭，像是利用營食養生的概念取代大吃大喝的不良習慣，畢竟人都怕生病、衰老，不過若依照老祖宗的養生法來進補的話，用在現代人身上可能行不通，由於環境的變遷已不可同日而語，舊有的方式未必適合現在使用，必須稍作調整後執行，方能展現養生的功效。

市面上這麼多的保健食品，究竟何種適合我們食用呢？其實身體每個部位都有不同的營養成分來協助調理、保養，例如：眼睛的保養需要葉黃素和玉米黃素來維持視網膜和水晶體的正常功能；關節的保養就需要葡萄糖胺及軟骨素維持靈活度；皮膚的彈性則可以補充膠原蛋白等，那麼您可能會問：我每天都要吃這麼多的保健品嗎？有沒有哪種保健品可以調理全身的？「牛初乳」就是我推薦給您的建

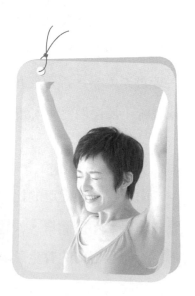

議！因為牛初乳協調體內各系統的正常運作，是幫助維持自然康復力穩定的最佳機能性營養食品，以下就為您說明牛初乳對於提高自然康復力的例子！

牛初乳與生活習慣病

人類創造了「習慣」，「習慣」掌握了人類！

人類創造了「習慣」，生活在「習慣」當中，並在「習慣」中不斷「創造」出更多不同類型的「習慣」，不知何時開始，人類成了「習慣」的奴隸。

在事業上，憑習慣行事被評定為「食古不化」、「不夠創新」；在健康上，憑「習慣」行事更是惹得一身腥。在以前，學者利用「文明病」來統稱「慢性病」，而今「生活習慣病」這個名詞逐步取代了「文明病」，且漸漸被許多人所認同。無論是在先進國家、開發中國家、還是未開發國家，「生活習慣病」的版圖都持續在擴展中，主要是因為許多人的「習慣」越來越不良，生活越來越依賴「習慣」，以致於「生活習慣病」正悄悄地吞噬我們的健康。

✖ 何謂生活習慣病？

為了要與肺結核、肝炎等「傳染性慢性疾病」有所區別，「生活習慣病」在早期被歸類為「非傳染性慢性疾病」，後來又被統稱為「慢性病」或「文明病」。然而，隨著世界衛生組織對「慢性病」的瞭解，「生活習慣病」這個名詞開始取代「慢性病」，主要是在於「慢性病」發病的癥結來自於不良的生活習慣，例如：心肌梗塞、冠心病、粥狀動脈硬化、糖尿病、高血壓、痛風、癌症、高血脂症、肥胖或脂肪肝等都是「生活習慣病」的一種。

「生活習慣病」的特質是病程發展緩慢，自覺症狀不明顯，而且是由長期的不良生活習慣所導致。所謂的不良生活習慣涵蓋了偏食、抽菸、酗酒、攝取過量的鹽、糖和脂肪、熬夜、精神緊張、膳食纖維攝取不足、

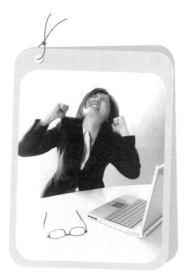

多坐少動和生活過於安逸。

在已開發國家及開發中國家所進行的研究顯示，腦血管疾病、高血壓、糖尿病、癌症、胃腸功能性障礙、關節炎、肥胖，與脂肪、鹽、糖的攝取過量、纖維攝取過少、抽菸、酗酒、壓力有莫大的關係。這些與慢性病有關聯的生活因子又被稱為「生活習慣病危險因子」。

◣ 導致「生活習慣病」的原因

1. 免疫力的下降。

2. 壓力負荷過高。

3. 荷爾蒙失去平衡。

4. 自律神經的失調。

5. 腸胃功能障礙。

6. 過多的自由基。

此外，「生活習慣病」是從兒童時期所開始的不良習慣，經過長期累積所致，並非中老年人都會罹患，也不是達到一定年齡就會患病，它是伴隨著生活習慣而來的疾病，而且從生活習慣著手就可以預防的疾病。

生活習慣病的成因

不良生活習慣

亞健康

生理變化

免疫力下降
荷爾蒙失調
代謝循環不良
自律神經失調

臨床病變

糖尿病、高血壓
肥胖、脂肪肝
高血脂症、癌症
心臟血管疾病

「生活習慣病」是二十一世紀全球已開發國家及開發中國家的主要醫療負擔。是一種由危險因子在持續性

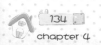

的刺激狀態下，所產生的疾病，只要將危險因子從生活中剔除，就可以達到預防與控制「生活習慣病」。

✖ 生活習慣病為健康之毒

隨著人類對疾病與健康的思維日趨成熟，全方位的疾病預防不再只是一個口號，而是許多人會身體力行的健康生活運動。

在公共衛生學的領域，疾病病程可分為易感染期、發病前期、發病期、發病後期，這四個階段，且在病程的每一個階段都有預防措施來管理疾病，以避免死亡、傷殘等發生。因此疾病的預防可分為三級，第一級預防又稱之為原始預防，目標是增強個人健康狀態，預防疾病發生；第二級預防又稱「三早預防」，目標是延緩病程的發展；第三級預防的目標是防止傷殘及加強康復。以下為疾病預防的三級分類：

1. 第一級預防主要是針對易感染期，講求的是危險因子管理，做好自我保健，增強個人健康，剔除危險因子，預防疾病發生。

牛初乳與養生

2.第二級預防主要是針對發病前期，採取的是早發現、早診斷、早治療的「三早預防措施」。

3.第三級預防主要是對症下藥，預防併發症，防止病情惡化，加強康復。

疾病病程與三級預防之關係

病程	易感染期 （無症狀期）	發病前期 （臨床症狀前期）	發病前期 （臨床症狀期）	發病後期 （傷殘或康復期）
預防級數	一級	二級	三級	
預防目標	危險因子管理 促進健康 疾病預防	早發現 早診斷 早治療	對症下藥 預防併發症 防止病情惡化 加強康復	
組織改變	病理前期 無任何症狀	病理改變期		恢復或殘疾 遺留期

◢ 生活習慣病的一級預防措施

「一級預防措施」強調的是防範於未然，是一種「未發先防」的管理策略，主要是加以修正日常生活習慣。只要遵守以下的生活指南，不要有任何偏頗即可。

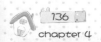

1. 飲食要均衡，不偏食，少油、少鹽、少糖、少咖啡因。

2. 三餐定時定量，切勿暴飲又暴食。

3. 維持適當的睡眠時間及良好的睡眠品質。

4. 持續性的運動，運動級數不須太激烈。

5. 不熬夜、不抽菸、少喝酒。

6. 補充具有抗氧化及調節免疫力的營養補充食品。

7. 維持理想體重，減少體脂肪的囤積。

8. 補充適量及優質的蛋白質，以免加重腎臟的負擔。

9. 小心膽固醇的攝取。血脂肪是心血管疾病的危險因子。

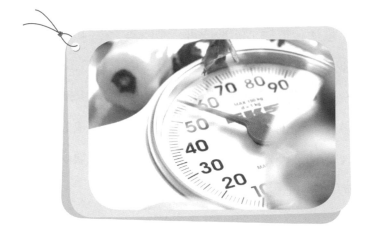

牛初乳與養生

10. 多喝水，每天至少2000 ml。

11. 學會自我放鬆，聽音樂、深呼吸、冥想、芳療、薰香。

✖ 生活習慣病發生後的二、三級預防措施

「生活習慣病」發生後的二、三級預防措施，主要著重在減少病痛及維持生活品質，這時的健康管理措施則為藥物搭配飲食修正，生活行為修正，運動和放鬆，以便強化抵抗力，降低感染率。

「生活習慣病」患者長期須依賴藥物而活，抵抗力及適應力都比一般人差，隨著新傳染病的崛起，「生活習慣病」患者也成為主要的被傳染對象。

「生活習慣病」的形成非一朝一夕，因此要做出改變也並非一朝一夕，只有透過病因的管理：提升抵抗力；做好血糖、高血壓、高血脂控制；減少抽菸、喝酒；飲食要均衡，尤其是維生素和礦物質；運動；定期體檢；心情放輕鬆，才能落實預防「生活習慣病」的健康管理。

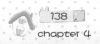

在這裡提供世界衛生組織（WHO）提出的八大健康生活習慣，供大家參考。

1. 均衡的飲食。

2. 維持標準體重。

3. 適量的飲酒。

4. 絕不吸菸。

5. 適度的運動。

6. 消除精神壓力。

7. 充分的睡眠。

8. 維繫良好的人際關係。

▨ 牛初乳與生活習慣病的關係

「免疫力」、「年齡」、「生活習慣」、「壓力」、「汙染」、「情緒」是構成疾病發生的六大要素。其中「年齡」和「汙染」是我們無法改變的，而「生活習慣」、「體質」、「壓力」、「情緒」是我們有能力去修正的。「生活習慣」、「免疫力」、「壓力」、「情緒」都可以藉由營養療法、行為修正、壓力放鬆而獲得改善。

「生活習慣病」會讓人覺得害怕的，並不是疾病的本質，而是由疾病所帶來的惡性循環。健康的本質包括生理上和精神上的健康。生活習慣病的惡性循環使得器官之間的群體合作效益下降，器官間代償能力衰退，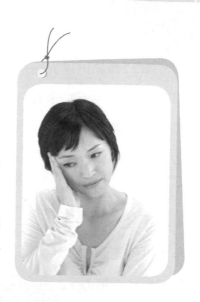導致免疫、循環、神經等系統之機能下降，並間接導致患者傷殘或死亡。

　　「生活習慣病」是「自然康復力」產生缺口所衍生出來的疾病。大多數的「生活習慣病」都是由於循環、消化系統失調所造成。神經、免疫、內分泌系統是循環、消化系統主要的調控中樞。當神經、免疫、內分泌系統任一環節失調時，循環、消化系統也隨之受到影響，進而使「自然康復力」無法持續地維護身心的健康。牛初乳的基本功能就是重建免疫力及補充均衡營養。同時初乳的生長因子也具備部分類似荷爾蒙的性

質，能夠促進人體組織的修復、癒合與生長。牛初乳對於「生活習慣病」的患者而言，是一項很優良的營養食品。

牛初乳在「生活習慣病」上所展露的特殊效益，包含改善糖尿病足的傷口癒合與穩定血糖，協助血管的新陳代謝、減少血管發炎的機會，有效改善高血壓。

免疫系統是使得「自然康復力」表現於有型的實踐者，因此要做好預防「生活習慣病」的健康管理，將是強化免疫能力不能少的重要課題。

牛初乳與生活習慣病

牛初乳活性成分	功能
免疫球蛋白	調理體質，調節免疫抵抗力
生長因子	改善糖尿病足的傷口癒合
醣蛋白、乳鐵蛋白	預防血管阻塞，維繫動脈健康
乳過氧化酵素、細胞激素	幫助傷口癒合
免疫調節胜肽	使血管舒張，使血壓下降，可維持血液之循環

☀ 牛初乳與傳染病

從1996年，世界衛生組織就警告全球人類「我們正處在一場全球傳染病危機邊緣，沒有一個國家可以倖免於難。」

到目前為止，至少有三十種以上的新興傳染病被發現，其中有的是已經快要瀕臨滅種的老傳染病；有的則是由新病毒或變種病毒所引發的新型傳染病。這些新興傳染病，大多數都是因為抗藥性或病毒的自我進化所造成的。許多抗藥性細菌成了新興細菌；許多變種病毒成了新興病毒。

如今出現的致死傳染病，大多由病毒所引起，如伊波拉病毒、漢他病毒、冠狀病毒、登革熱，這些病毒可能是新的病毒或是變種病毒。病毒的治療除了疫苗，並沒有所謂的特效藥。至今病毒感染的治療

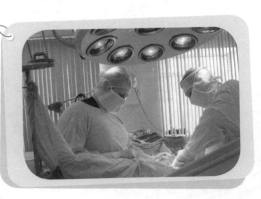

只能針對症狀的紓解，對於病毒的消滅還是要靠病人的自身免疫力。

病毒型的傳染病殺傷力強，且治癒效果不彰，是醫界甚為頭痛的角色，其影響程度僅次於抗藥性菌種。若要對付如此多變的微生物，只能採取以不變應萬變的預防措施，那就是「未病先防」。鞏固好自身的免疫抵抗力，提升健康指數；管理肝臟、腸道、內分泌、神經系統，減少免疫漏洞，傳染病將無法沾染上身。

▶ 大滅絕V.S.共存

細菌與病毒是地球上所有生物的老祖宗，它們為了生存不斷地適應環境並改變。在二十世紀以前，人類與微生物競相爭奪生存的空間；在二十世紀，傳染病的夢魘逐漸被日新月異的藥物療法所沖淡，大多數的傳染病被控制，少數的傳染病也被滅絕，人類以為可以安枕無憂地生存下來，殊不知細菌與病毒已在密謀絕地大反攻。

1998年香港的禽流感、1998年台灣的腸病毒71型、2003年的變種冠狀病毒等就是鐵一般的事實。抗生素和

藥物的濫用提供了微生物大反攻的機會，另外，經貿全球化、各國交流頻繁、國人出國旅遊頻繁、交通運輸便捷快速、人口增加、環境汙染、氣候改變、對傳染病的低危機意識，都是促使傳染病一發不可收拾的原因。

◢ 藥物濫用只是冰山的一角

　　愛滋病是近四十年來造成死亡人數最多的傳染病。每年全球有五十萬人口死於傳染性疾病。細菌陸續出現抗藥性使得抗生素快失去用武之地了。Vancomycin是治療金黃色葡萄球菌感染的最後防線用藥，現在抗Vancomycin的菌種已經被發現。90％的金黃色葡萄球菌種對青黴素有抗藥性，抗藥性菌種是造成美國醫院院內感染的最大禍根。

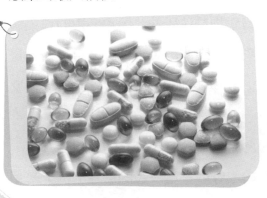

　　根據美國疾病防治局食物衛生中心提報的數據顯示，80％的雞蛋上都發現有被沙門氏菌汙

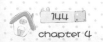

染。沙門氏菌是引發食物中毒的細菌。根據報導顯示，美國每年有三百萬人食物中毒，其中有一千人會死亡。而慢性感染疾病目前已是美國的主要致死原因之一了。

從1940年開始，人類開始了漫長的抗生素濫用之旅。無論是人類還是家畜、家禽無一倖免。除了治療用途，抗生素也被使用在家畜、家禽的飼養上。抗生素殺死不少細菌，也造就不少變種細菌。由此可見，抗生素的濫用已經深遠地影響到整個食物鏈。這樣的大冰山，真能視之而不理嗎？

✖ 何謂傳染病？

傳染病就是透過病原體從一個地方傳到另一個地方，或從一個人傳給另一個人的疾病。分泌物、空氣、血液、性接觸、傷口接觸、寄生蟲都可以是傳染病的傳染途徑。以下列出台灣常見的傳染病：

1. 腸道傳染病：霍亂、痢疾、腸病毒感染等。
2. 呼吸道傳染病：嚴重急性呼吸道症候群、腦膜炎、流行性感冒、痲疹、水痘、結核病等。
3. 性傳染病：愛滋病、梅毒、淋病。

4. 蟲媒傳染病：登革熱、瘧疾、漢他病毒感染、日本腦炎等。

◤ 傳染病大流行的原因

1. **飲食習慣的改變**：偏食、三餐不定時、飲食西化、纖維攝取不足，使得人類體質改變，免疫力變質。

2. **壓力指數偏高**：資訊發達造就快、狠、準的生活模式，讓體內的壓力荷爾蒙居高不下，使得情緒緊繃，免疫力下降。

3. **商旅活動的頻繁**：交通便捷，出國旅遊及洽商的機會提升，使傳染病的流行不只局限於區域性而是全球性的蔓延，且速度非常快。

4. **人口增加**：人與人之間的距離拉近了，再加上彼此的日常接觸機會變

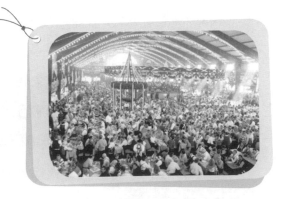

多，使得傳染病更容易被傳來傳去。

5. **環境變遷**：環境荷爾蒙，提升微生物的適應能力及致病能力，卻削弱了人類的免疫能力；而氣溫的改變讓微生物有所變化。

6. **抗藥性體質的出現**：抗生素、類固醇的濫用，使藥物失去預期的效果。

上述的因素，你和我都無法改變其存在，但我們總不能坐以待斃，讓身體被傳染病糾纏而置之不理。人被生出來就有生存的權利，管理好自身的免疫系統就是你想生存下去的權利與義務。

✖ 如何面對微生物的挑釁？

以前的防疫觀念主要是滅絕環境中的微生物，當前的防疫觀念則是比較偏重於如何與微生物共存。不過，與微生物共存不就是送羊入虎口嗎？如果大家都那樣想，就太小看自己的能耐了。雖然我們無法改變環境問題、人口問題，但我們可以修正行為，影響「自然康復力」，使免疫系統的調節功能足以發揮，讓人類與微生

物的槓桿現象能夠得到平衡。

　　那麼我們究竟該如何面對微生物的挑釁呢？以下建議是大家可以留意的！

1. 均衡飲食，補充營養輔助品。

2. 維持理想體重，肥胖是器官反應遲鈍的原因之一。

3. 多運動，提升適應力。

4. 保持良好的睡眠，減少免疫漏洞。

5. 密切留意身體所發出的警訊。

6. 減少對藥物的依賴。

7. 注意個人衛生。

8. 保持居家環境的清潔。

✕ 牛初乳與傳染病

　　母親在分娩後的三天內，會分泌乳黃色的乳汁，是為初乳。初乳是新生兒離開娘胎後的第一口食物，因此初乳含有非常豐富的營養素及可調節免疫力的活性物質，如免疫球蛋白、生長因子、乳鐵蛋白、醣蛋白等成分。初乳是新生兒適應子宮外環境的大功臣，它提供新生兒抵抗微生物侵犯的能量，促進腸道的發育和免疫系

統的成長動力。

　　牛初乳可說是至今唯一可與人初乳媲美的食品。它保護身體免於被微生物侵襲，並有效提升癒後效果。長時間的食用能調節體質，免於疾病的糾纏。研究也顯示牛初乳的蛋白質胜肽、生長因子，能夠調節高血壓、增進人體對胰島素的感受性、減緩發炎與減輕過敏和促進傷口癒合。利用牛初乳調節「自然康復力」，是人類要與傳染病共存的首部曲。

牛初乳與傳染病

牛初乳活性成分	作用機轉
免疫球蛋白	●減少微生物數量 ●中和細菌毒素 ●調節T細胞的免疫反應
免疫調節胜肽	●刺激B淋巴球成熟，促進免疫球蛋白產生及成熟 ●促進病毒及細菌的吞噬與消滅 ●調節嗜中性白血球及自然殺手細胞的活力，提升免疫防護

牛初乳活性成分	作用機轉
乳鐵蛋白	● 促進免疫細胞間的溝通 ● 改善益生菌在腸道的生長環境，減少腸道感染 ● 與乳過氧化酵素搭配，促進吞噬作用 ● 抑制微生物生長
乳過氧化酵素	抑制病毒之繁殖
醣蛋白	● 抑制病原菌的增生，改善乳酸菌的生存環境 ● 抑制病原菌黏附在黏膜上，使其無法與組織接觸

SARS風暴 —— 與微生物共存

　　預防疾病的最好辦法就是建造一個強而有力的免疫系統。強勢的免疫系統，快速地將入侵微生物收服起來，令微生物無法在體內增殖，阻止了疾病的產生。弱勢的免疫系統，要不就沒有反應，不然就是反應太慢，使得微生物在體內大量繁殖，最後引發疾病。

　　細菌的嚴重抗藥性，使得可以治療細菌感染的藥物越來越少，唯有仰賴新型抗生素的不斷研發才能治癒細菌感

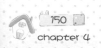

染，這猶如飲鴆止渴，任人宰割。一味地要求快速解除疾病症狀而忽略了基本的固本培元之道，使得人類的免疫力逐漸在消退，沒有強勢的免疫抵抗力，根本無法與變種的微生物相互競爭。

全球性流行的傳染病在持續發燒，從2003年3月份，世界衛生組織（WHO）公布嚴重呼吸道症候群（SARS）為新的傳染疾病，短短2個月便有13624人受到感染，764人死亡。受到SARS衝擊最大的國家包括有中國大陸、香港、台灣、新加坡、越南、加拿大多倫多。

至今SARS的治療，並無特效藥，以台灣的治療為例，首先是採用雷巴威林（Ribavirin）來抑制病毒增殖，減緩病毒數量，降低病毒對肺部的傷害。當雷巴威林無法抑制病毒增殖時，肺部會開始出現發炎現象，此時的主要症狀就是高燒不退，在這一個階段，會利用類固醇來抑制T細胞所造成的過度發炎反應，同時也以靜脈注射免疫球蛋白來調節T細胞的過度反應。

當人類受到病毒感染後，T細胞擔任了誅滅病毒的重大責任，T細胞則具備調整持續進攻及停止進攻的能力，

牛初乳與養生

這中間牽涉到不同種類免疫細胞的溝通與協調。免疫球蛋白是B細胞分泌的免疫物質，是協調T細胞放慢或停止進攻的訊號，當T細胞過度反應時，靜脈注射免疫球蛋白就是為了要調節T細胞過度反應。

SARS的主要症狀有高燒、乾咳、呼吸急促、肌肉酸痛、頭痛、腹瀉等症狀。WHO認為SARS的死亡率為3～5%，若有嚴重的院內感染，其死亡率可上升至5～10%。依據現有的證據顯示，SARS病毒大多是藉由病人的分泌物或排泄物（痰、口水、鼻涕、眼淚、精液、血液、小便、大便）而傳染給其他人，屬於飛沫傳染或體液傳染。SARS病毒在無生命體上如電梯按鈕、門把、電腦鍵盤上，可存活1～4天。所以，「隔離政策」是唯一能夠防止SARS病毒傳播的方法。

WHO的官員認為SARS的變種冠狀病毒應是來自於果子狸，此病毒突破了人與動物之間種屬障礙，而形成人畜共通的新興傳染病，這與造成1918年流行性感冒大流行的病毒很類似，當時的流感病毒原只會傳染給豬，不會傳染給人，但在1918年卻演變為人畜共通的傳染病，造成不

少人死亡。SARS的死亡病例除了醫務人員外，主要都是發生在慢性病患及洗腎病人身上。慢性病患及洗腎病患的體質和免疫反應力都比正常人差，因此感染SARS時，多是引起併發症而死亡。

SARS可說是新型的上呼吸道疾病，任何抵抗力好的人並不會受到病毒的感染，抵抗力差的人當然就是首當其衝的受害者，對於抵抗力不是挺好也不是很差的人而言，與病毒作戰無法速戰速決，最後身體將會受到創傷，以美國攻打伊拉克來說，戰爭只要延燒到自己的領土上，受傷最深的絕對是自家的老百姓。對SARS而言，肺部就是身體的老百姓。

因此，SARS的預防應是在未病之前先增強免疫力；在病發之間則是要調節T細胞的平衡，避免T細胞過度反應，減少肺衰竭的危機。牛初乳的免疫球蛋白、乳鐵蛋白、免疫調節蛋白，則是「未病先防」的終極武器。牛初乳的醣蛋白是預防病毒由腸道進入的圍剿手。PRPs有調節免疫反應的功能，對於免疫過度反應者有抑制作用；相反的，對於免疫力過低者有提升的功能。

☀ 牛初乳與老化

相信只要是強調「抗老化」的產品，都可以在目前的銷售市場上賣得強強滾。「抗老化」究竟何德何能，可以讓人們如此趨之若鶩？

現在的生活環境，諸如緊湊的工作步調、紫外線的照射、環境汙染、電磁波汙染、生活壓力、營養不良、內分泌失調，都是促使「老化」的危險因子。早期的人們認為「老化」是一種智慧的象徵，但在現代「老化」則是懶的代名詞。

許多人只要談到「老化」，一定會直接聯想到細紋、斑點、乾扁，這是因為皮膚最容易顯現出「老化」的徵兆。其實「老化」是整體性的器官退化，要「抗老化」不能只考慮外在美，也要注意內在的調養。

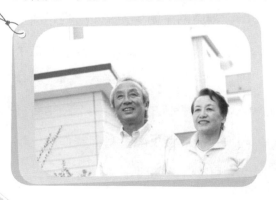

「老化」的實質定義就是人體本身無法再有

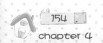

效修補受傷DNA和細胞，這表示「老化」是「自然康復力」流失的表象。年齡是「老化」的時間表，研究顯示腦下垂體的荷爾蒙（生長激素、褪黑激素、甲狀腺激素）分泌會隨著年齡與壓力而下降，免疫力亦是如此。但是也有一些荷爾蒙如皮質醇（負責壓力應對及瘦肉組織的分解）及泌乳激素（參與脂肪代謝）會隨著年齡增長而上升。

在以前，老化被認為是理所當然且無法改變的宿命，而現在老化則是一種可預防的疾病，這主要是因為「老化之謎」已逐漸被破解開來。

⊠ 老化主因——自由基

一直以來，「老化」的學說多得不勝枚舉，其中以「自由基」學說最為大家所接受。只要談到「抗老化」，免不了就會牽扯到「抗氧化」與「自由基」。究竟「自由基」是什麼？

「自由基」是體內進行氧化還原代謝時所產生的廢棄物，它非常活潑又不穩定。為了要使自己穩定，自由基會去搶奪體內其他物質來穩固自己。自由基攻擊細胞

時，會使得細胞的架構或基因改變，進而改變細胞或組織的功能，促使細胞或組織開始「老化」。

　　從人類誕生、吸進第一口氧氣開始，自由基便與人類的健康共存亡。只要一息尚存，「自由基軍團」就會在體內活蹦亂跳，並對身體造成威脅。但自由基危害是可以經由適當的健康管理而獲得紓解。要做好管理一定要先瞭解問題的癥結所在，因此要做好自由基管理，必須先知道自由基從哪裡來？才能夠朝著減少自由基、降低自由基攻擊力的管理方向邁進。以下列出產生自由基的原因：

1. 體內產生能量時。

2. 身體處於急性或慢性發炎時。

3. 受輻射線、電磁波干擾時。

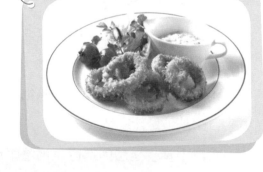

4. 攝取食品添加物、油炸食物或醃漬食品。

5. 接觸廢氣（工廠排氣、汽機車排氣、公車排氣）及二手菸時。

6. 激烈運動後。

7. 情緒緊張、驚慌時。

8. 壓力負荷過大時。

✖ 人體的抗氧化系統

　　自由基雖然無孔不入，是人類組織老化的元凶，但要在體內導致不舒爽，也不是那麼容易的一回事。因為體內有一套自癒體系能夠將「自由基」化於無形。這一套自癒體系稱之為抗氧化系統，成員包括了體內的酵素、蛋白質、維生素、礦物質。它們能將「自由基」毒性中和，化「有毒」為「無毒」。

抗氧化系統的種類

種類	舉例
抗氧化酵素	超氧化物歧化酵素（銅、鋅、錳）、麩胱甘肽過氧化酵素（硒）、麩胱甘肽轉移酵素、過氧化氫酵素（鐵）
抗氧化蛋白質	白蛋白、運鐵蛋白、血漿銅藍蛋白

種類	舉例
抗氧化維生素	β-胡蘿蔔素、維生素C、維生素E
植物性抗氧化劑	類胡蘿蔔素、生物黃酮（葡萄籽花青素、番茄紅素、兒茶素、大豆異黃酮…等）

　　既然人體具有能夠中和「自由基」的抗氧化系統，為什麼還是無法維持青春與活力呢？這主要是因為生活上的危險因子讓體內的抗氧化系統不勝負荷，結果導致神經內分泌失調，並且影響到免疫系統的功能，使「老化」時鐘加快前進。然而「老化」是可以預防的，只要補充與體內抗氧化系統成分相同的營養素，或一些已經被研究並證實具有強效抗氧化功能的物質如前花青素和番茄紅素，都可以有效箝制「自由基」的活力，避開組織被攻擊的命運。

✕ 老化的自覺症狀

　　老化時鐘何時開始啟動？醫學報導指出人體在二十五歲以後，體內荷爾蒙分泌逐漸減少，老化隨之而來。

　　究竟老化有沒有自覺的症狀？要是以下的選項勾選4

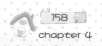

項以上，就要開始進行抗老計畫囉！

□ 體重失衡，導致腹部下垂、臀部下垂。

□ 從來都沒有便祕，但最近腸胃開始出現消化不良，且偶有便祕。

□ 皮膚膚質改變，如由正常膚質轉變為油性膚質。

□ 臉部皮膚開始有輕微下垂、彈性漸失、細紋產生。

□ 肩頸痠痛。

□ 性能力或性慾下滑。

□ 女性來經天數變短，易水腫。

□ 女性易出現陰道感染。

□ 牙齒開始出現牙周問題。

□ 血壓上升。

⍊ 影響體內組織老化的因素

1. **年齡**：隨著年齡的增長，細胞或基因機能退化，體內自由基解毒機能下降，老化現象也隨之增加。

2. **遺傳**：體質的變數與年齡都是無法控制的致老化因素。

3. **環境毒素**：環境荷爾蒙的充斥，農漁畜產品等相繼受到汙染，也直接汙染了人體。當毒素進入體內，身體為了排毒，就會製造出許多自由基。

4. **荷爾蒙分泌減少**：更年期雌性激素分泌減少，易導致退化性疾病如骨質疏鬆症、心血管疾病等。胸腺荷爾蒙分泌減少，免疫力也隨之受到影響。

5. **不良嗜好**：如酒、香菸都是自由基產生的誘因。

6. **不良生活習慣**：飲食不均衡、偏食、飲食西化、斷食、劇烈運動、加工食品都會誘導自由基的產生。

任何會影響到健康的因子都可被歸類為「可控制」及「不可控制」兩大類。年齡、遺傳、環境汙染是無法控制的因子，反觀飲食習慣、生活行為、運動是我們能

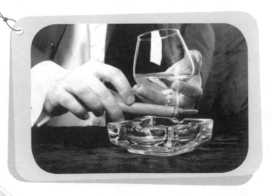

夠加以控制的因素。老化是體內氧化與抗氧化反應的消長，只要加強抗氧化系統，老化就可以

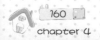

獲得控制。

　　現在最為大家所熟悉的抗氧化營養素，計有葡萄籽花青素、番茄紅素、大豆異黃酮、維生素A、C、E、β-胡蘿蔔素及初乳等。

　　初乳的營養成分中含有豐富的抗氧化物質，如乳鐵蛋白、超氧化物歧化酵素（SOD）、過氧化氫酵素、麩胱甘肽過氧化物酵素、乳過氧化酵素、核苷酸、維生素A、C、E。這些抗氧化物質都具有中和自由基毒性的效果。

▰ 抗老祕訣

　　如果要描繪出健康與長壽的輪廓，神經、免疫、內分泌，這鐵三角之間的交叉影響無疑是決定健康與長壽的因素。體質、生活習慣、運動與營養則是健康與長壽的基磐。因此抗老祕訣就是從改善體質、修正生活習慣、維持運動及補充營養等方面來著手，調節神經、免疫、內分泌系統，預防老化疾病，才是不二法門！

1.**營養均衡**：均衡地攝取各種不同的營養素，提升體內

抗氧化能力，阻斷自由基的攻擊反應。

2. **維持理想體重**：把體重維持在理想範圍內，可以減輕體內抗氧化系統的負擔。瘦身後的生命活力指數，起碼是減肥前的好幾十倍。

3. **適當生活作息、良好睡眠品質**：充分的休息，可減輕新陳代謝的負擔，減少自由基的生成。

4. **運動**：適當且不激烈的運動可以鍛鍊全身細胞的活力，保護瘦肉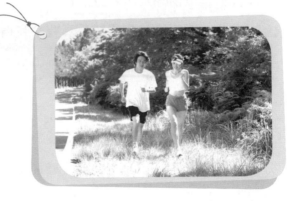組織，預防肌肉細胞的退化。

5. **遠離刺激品**：菸、酒、紫外線和咖啡，都會影響體內的抗氧化反應。

6. **保持心情愉快**：緊張、焦慮、沮喪會促使自由基大量產生，並降低免疫力。

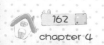

7. **多補充抗氧化食品**：抗氧化食品如維生素A、C、E、B群、硒、鋅、錳、鐵、鎂、初乳、番茄紅素、胡蘿蔔素、綠茶素都是不錯的抗氧化食品。

8. **調理內分泌**：適當的調理內分泌系統，保持旺盛的生命力。

9. **選對保養品**：選擇不會造成肌膚負擔的有機保養品，來呵護肌膚，延緩肌膚老化。

✕ 牛初乳是如何偷走自由基？

　　人類為了維持基本的代謝，就必須持續進行氧化反應，其結果就是持續產生自由基。「養顏美容」只不過是「抗老化」的附帶優惠條款，我們真正要的是「老來無病痛，生活品質佳」。

　　老化的關鍵是「年齡」、「內分泌失調」、「免疫力下降」，使得抗氧化系統力不從心，因此補充抗氧化劑來增強抗氧化系統。然而，抗氧化劑的補充，只能從源頭去中和自由基，對於已經產生的疾病，如癌症、骨關節炎、免疫力下降、內分泌失調等，還是需要其他營養補充劑的參與。

牛初乳在老化課題的角色扮演上，主要著重在預防免疫機能退化及維持細胞活力。此外，調節免疫機能也可以間接調節神經、內分泌系統。牛初乳蘊含的生長激素及類胰島素生長因子，可以改善因老化所造成的肌肉萎縮、骨質流失。其他生長因子能調節膠原蛋白的新陳代謝，使皮膚皺紋、下垂得以改善。另外，牛初乳也含有豐富的抗氧化物質，能夠有效中和自由基。

　　老化所帶動的連鎖效應，不只是年華老去，還包括百病叢生。大量的文獻

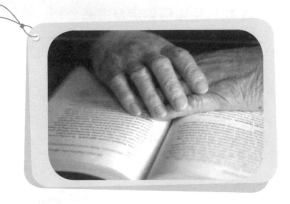

研究透露，白內障、動脈粥狀硬化、動脈阻塞、老人痴呆症、糖尿病、皮膚失去彈性和乾燥、皺紋、老人斑、黑斑、癌症都是因老化而產生的疾病。抗老化的真正意義並不在於長生不老，而是為了健康一輩子。

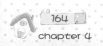

牛初乳與老化

牛初乳活性成分	說明
類胰島素生長因子	類胰島素生長因子功能包括，增加肌肉組織含量、預防因老化而導致心臟機能的衰退、增強身體免疫力，抵抗疾病、增加骨質密度，減輕骨質疏鬆及減少骨折、預防和改善糖尿病症狀。
生長激素分泌因子	生長激素是體內天然抗老化因子，直接影響細胞，延緩老化病變。
抗氧化酵素	超氧化物歧化酵素（SOD）、過氧化氫酵素、麩胱甘肽過氧化酵素、乳過氧化酵素是祛除自由基首部曲的主要成員。
維生素	類胡蘿蔔素、維生素C、維生素E是體內阻斷氧化連鎖反應的重要營養素。
乳鐵蛋白	阻礙自由基產生。

⋈ 延緩老化的關鍵

1. **減少體內自由基的產生**：限制熱量的攝取可以減少體內自由基的產生。

2. **阻止自由基對細胞造成傷害**：補充抗氧化營養素則可

以化解自由基對細胞、DNA的傷害。

3. **強化細胞活力**：強化細胞韌性，減少DNA的受損，讓
「老化時鐘」走得慢一點。

☀ 養生飲品──牛初乳

　　牛初乳對於我們的健康有著莫大的幫助，健康的人
能不能補充呢？答案當然是可以的！健康的人能夠藉由
攝取牛初乳以達到預防保健的效果，減少發生亞健康與
疾病的機會；亞健康的人補充能改善不適的症狀，使其
從亞健康回復成健康狀態；患病的人，其自然康復力的
能力較弱，當然也可以透過飲用牛初乳來改善疾病，但
您說牛初乳這麼神奇，那生病是不是只要喝牛初乳治病
呢？當然不是，如果利用牛初乳來治病就是本末倒置
了！有病要用藥醫，機能性營養保健品只是站在輔助的
角色，不能取代藥物的治療效果。

　　在本書的最後，我希望藉由分享這本保健書，可以
讓親愛的讀者們可以擁有簡單的保健常識與健康無毒的
身體，並且過著快樂無慮的生活！

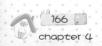

困難名詞解釋

❶ **均衡營養**：每天需要攝取到五十種以上的營養素，其中包括了二十種胺基酸、十三種必需維生素、二十種以上的必需礦物質、二種必需脂肪酸等營養素。

❷ **激素**：亦稱為荷爾蒙，是由內分泌系統產生的化學物質，隨著血液輸送到全身，控制身體的生長、新陳代謝、神經信號傳導等。

❸ **酵素**：亦稱為酶，具有生物催化功能的高分子物質。幾乎所有的細胞活動過程都需要酵素的參與，以提高效率。

❹ **生活習慣病**：心肌梗塞、粥狀動脈硬化、糖尿病、高血壓、痛風、癌症、高血脂症、肥胖或脂肪肝都是生活習慣病的一種。

❺ **機能性食品**：發揮食品組成的生理調節機能，以協

助人體機能恢復正常、維持健康的高附加價值食品。

❻ **便祕**：每個星期排便次數少於兩次就稱之為「便祕」。

❼ **益生菌**：泛指能夠促進腸黏膜生長及健康，驅逐有害菌的乳酸菌叢。

❽ **自由基軍團**：人體內會自行產生的自由基有超氧化物、過氧化氫、氫氣自由基、單一態氧及過氧化脂質。

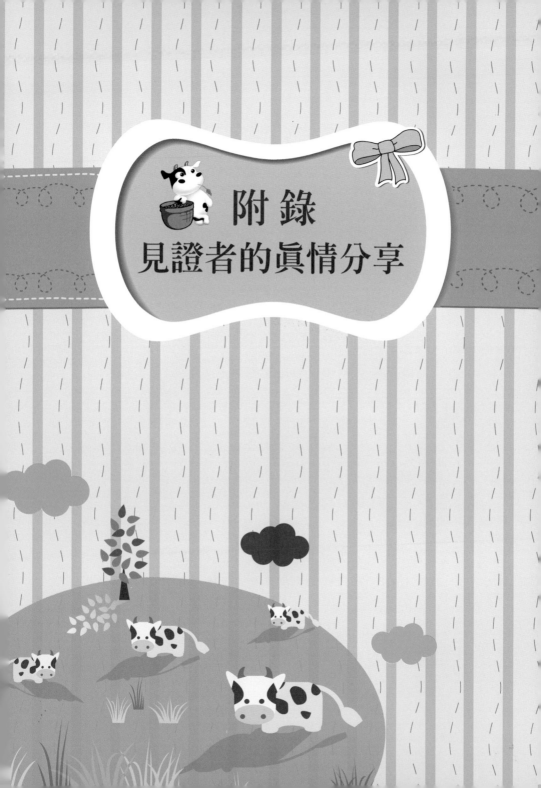

附 錄
見證者的眞情分享

見證者的分享

洪韻雅(陳秀惠女兒) 案 例 簡 介

居住地區：高雄市

年齡：20歲

免疫失調：
過敏性鼻炎及異位性皮膚炎

　　我的女兒從小就有過敏性鼻炎及異位性皮膚炎的免疫失調疾病，每天早上都會聽到女兒打噴嚏、擤鼻涕的聲音，還有鼻竇發炎紅腫的狀況，尤其遇到天氣變化大或是空氣灰塵多的時候，鼻子過敏的問題就更嚴重，只能用嘴巴呼吸，另外每次看到女兒的小腿都紅腫有傷口，一開始還以為是被蚊子叮的，後來才知道原來是因為異位性皮膚炎，使得皮膚搔癢、發炎，再加上她常常用手抓，所以皮膚傷口從沒少過，身為媽媽的我看了真的很心疼。我曾經帶女兒去看醫生，但是也只能讓女兒吃藥抑制過敏的狀況。

　　直到我接觸了初乳奶粉，初乳奶粉含有免疫調節因子跟豐富營養，我讓女兒每天喝1包，過了3個月之後發

現過敏性鼻炎及異位性皮膚炎的免疫失調問題大大改善，不但每天早上起床不會一直流鼻水、打噴嚏，鼻道也暢通了，就連皮膚發炎紅腫的狀況也消失不見，皮

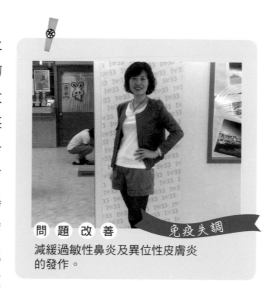

問　題　改　善　　　免疫失調
減緩過敏性鼻炎及異位性皮膚炎的發作。

膚細緻不再有傷口，這麼好的營養補充品，到現在還是持續補充，來調節女兒的免疫能力，遠離過敏的困擾，享受輕鬆自在的人生！

Life Sharing 見證者的分享

劉子琦

居住地區：台中市

年齡：45歲

免疫失調：
壓力型紅斑性狼瘡

　　大約3年前開始，我發現自己常常睡不著，皮膚會起紅斑，有時臉也會紅紅腫腫的，那時就察覺到自己的身體出了狀況，於是開始喝初乳奶粉調養自己的身體，直到2年前才決定要做個檢查，醫生確診為壓力型的紅斑性狼瘡，但是檢查數值顯示狀況沒有很嚴重，不需要用藥物控制。至今已經2～3年，都不需要使用藥物控制，連醫生都稱讚我調理得很好，一般屬於壓力型紅斑性狼瘡的病患，絕對要吃類固醇來控制病情，哪像我還能3年都不用藥物控制。大部分的紅斑性狼瘡病患，臉上會持續出現蝴蝶斑達24小時，整個臉又紅又腫，若我也和他們一樣，那我要怎麼做生意呢？還好我有喝初乳調理身體，只有當生活比較忙碌、睡眠比較不足時，才會起一

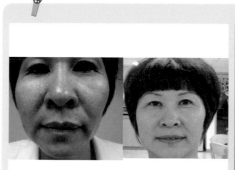
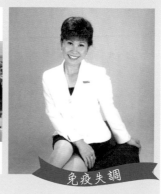

問 題 改 善
壓力型紅斑性狼瘡控制良好。

免疫失調

些紅斑，吃一點抗過敏的藥物就可控制症狀，而不用持續吃藥。

我現在不只每天喝1包初乳奶粉，還搭配補充膳食纖維及益生菌做好體內環保，每天吃2顆精純月見草油再補充抗氧化營養素，紅斑性狼瘡的問題即可控制得宜。有些人一聽到紅斑性狼瘡就覺得很可怕，認為它是種無法根治的病，其實紅斑性狼瘡不可怕，只要把身體調養得當，還是可以跟疾病和平共處，不一定要天天和藥物作伴過日子，像我有初乳奶粉持續幫助調理我的身體，足以讓我永遠不用跟類固醇做好朋友，且能和藥物說掰掰，一直擁有健康活力的身體！

Life Sharing 見證者的分享

許淑美女兒　案例簡介

居住地區：台中市

年齡：31歲

免疫失調：過敏性鼻炎

　　我的女兒從小就有鼻子過敏的問題，尤其是女兒念大學時住在中壢，中壢氣候濕冷，所以她流鼻水的問題變得更嚴重，她覺得實在太難受只能找醫生報到，醫生說是因為氣候造成鼻子過敏症狀加重。女兒假日回家時，就一直在擤鼻涕，擦的鼻子都紅了，還擦到脫皮，鼻子又痛又腫，真的很可憐。後來我聽說好多人的過敏問題都是靠著喝牛初乳來改善，所以我也購買初乳奶粉讓女兒帶回中壢喝，讓她1包當早餐，另1包當點心，每天規律喝2包初乳奶粉調節免疫力，再搭配每天6顆精純月見草油降低發炎反應，持續食用3個月後，女兒假日回家時我就發現她擤鼻涕的次數好像越來越少，女兒自己也表示流鼻水的症狀沒那麼嚴重，看醫生的次數也變

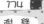

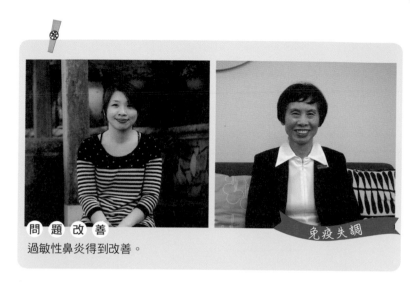

問 題 改 善

免疫失調

過敏性鼻炎得到改善。

少，再繼續使用3個月，假日回家就完全沒有流鼻水呢！現在我們全家人每天都喝1包初乳奶粉做保養，就算流感病毒日新月異、防不勝防，只要我們全家人有初乳奶粉中的免疫球蛋白跟乳鐵蛋白增強我們抵抗病菌的能力，提升身體的自然康復力，相信不管是什麼病菌，我們都不怕！

Life Sharing 見證者的分享

林湘融　　案例簡介

居住地區：屏東縣

年齡：44歲

免疫失調：過敏性鼻炎

　　我從以前就有過敏性鼻炎的困擾，每天一起床就會打噴嚏，鼻水流不停，甚至連眼睛、耳朵都會癢，擤鼻涕都擤到鼻子脫皮，讓愛美的我非常困擾，我也有找醫生治療，醫生卻說過敏的問題沒辦法治癒，只能靠吃藥控制，測驗完過敏原後，發現原來我對塵蟎過敏，但是從事服飾業，時常都要整理衣服，根本就沒辦法遠離過敏原，所以只好一不舒服就吃藥，用藥物抑制過敏的症狀。

　　直到我接觸了初乳奶粉，才發現初乳可以調理體質，改善免疫系統，本來只是抱著姑且一試的心態，並沒有抱太大的期望，開始每天飲用1包初乳奶粉，直到兩個月後的某一天，突然發現過敏性鼻炎的問題改善，早

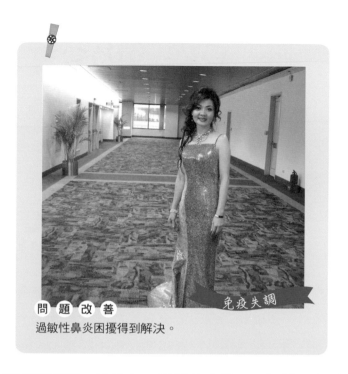

問 題 改 善

過敏性鼻炎困擾得到解決。

免疫失調

上不再打噴嚏、流鼻水，過敏的症狀一一好轉，鼻子不再脫皮，工作起來也更順利，真的太開心了！現在我仍然每天都喝初乳奶粉來保養我的健康，遠離過敏！

陳素月　　案例簡介

居住地區：台中市

年齡：54歲

過敏性鼻炎和燒燙傷引發紅、腫、痛

　　我從小就有鼻子過敏的問題，鼻子過敏的不適已經困擾我31年！曾經開過刀卻沒有很好的改善效果，多年來天天吃藥，每天都是一大包衛生紙不離身，不斷地流鼻水，而鼻子不通讓人總是頭昏腦脹的。我是屬於很怕冷的體質，總覺得自己像是身體裡發熱的馬達壞掉了，天氣一變冷就會很難受。為了鼻子過敏的問題，我花了將近一大半的財產，聽說台中氣候溫和，對鼻子過敏好，便從台北搬家到台中居住；醫生說我是因為月子沒做好才會導致嚴重過敏，再生一個孩子好好坐月子就會改善，故即使已經有3個孩子的我也照樣再生，好好坐月子調養只為了能改善鼻子過敏的問題，卻依然沒有見效，流鼻水的症狀還是始終沒好過。但一年前開始每天

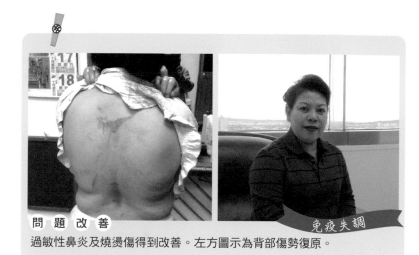

問 題 改 善

免疫失調

過敏性鼻炎及燒燙傷得到改善。左方圖示為背部傷勢復原。

喝1包初乳奶粉後,不用吃藥也不會流鼻水,身體不像以前一樣怕冷,連老公都嚇一跳呢!大約一個月前受朋友之邀去拔罐,結果在拔罐中間發生意外,我的背部被淋到酒精燒起來,整個背部的皮都變成灰色,還掀掉了一層皮,背部起滿了水泡。被燒傷後我每天加強喝2包初乳奶粉、6顆精純月見草油,結果傷口完全不會痛,還能出遠門找朋友,我沒有提起這件事根本就沒人知道我的背燒傷了!整個背部沒有紅腫也不會疼痛,燒傷大約在第4天就開始脫皮,第10天傷口就完全復原了!自從養成喝初乳奶粉加上補充精純月見草油的習慣,讓我不再流鼻水、不怕冷、身體變健壯許多,雖然有時會有意外與小傷口,也很快就復原,初乳奶粉真的很棒!

Life Sharing 見證者的分享

林雅琴大姐 　案　例　簡　介

居住地區：台中市

年齡：57歲

免疫失調：氣喘及免疫力低

　　我的大姊從小就有很嚴重的氣喘問題，氣喘一發作就會喘不過氣，而她的免疫力很差，所以經常感冒，一感冒也會連帶氣喘發作。姊姊從小就隨身攜帶氣管擴張劑，導致出現抗藥性，之後有時氣喘發作起來噴擴張劑也沒用，當症狀無法控制就只能住院，到後期1年至少住院10次以上，不只自己難受，家人也常常擔心受怕。

　　大約3年前，姊姊開始每天喝1包初乳奶粉做保養，初乳富含的初乳抗體調節她的免疫力，其中所含的乳鐵蛋白幫助她抵抗病菌的侵襲，真的有保養有差，姊姊之後就不常感冒，氣喘也不會常常發作，整個人精神變好很多！這3年來只有住院過1次，原因是姊姊忍不住吃冰而氣喘發作，這次氣喘發作還住進了加護病房，但住院

期間即使只能灌食，姊姊依然每天飲用2包初乳奶粉，初乳不只調節免疫功能且改善過敏症狀，其中的消炎因子還能降低氣管發炎的症狀，初乳所含的

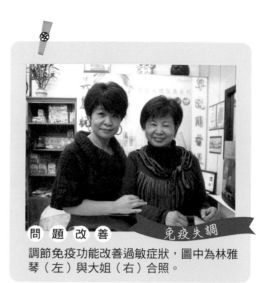

問 題 改 善　　免疫失調

調節免疫功能改善過敏症狀，圖中為林雅琴（左）與大姐（右）合照。

生長因子可以幫助傷口快快復原，結果姊姊才住院1天就拔管，很快就康復出院，不用一直插滿管子住在冷冰冰的醫院。靠著初乳奶粉不只讓身體變好，生活品質變好，還省下很多醫療開銷呢！現在姊姊有了初乳奶粉的幫忙，不用常常跑醫院，整個人充滿活力，家人終於可以放下心中的石頭，不用經常擔心受怕！

Life Sharing 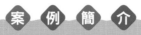 見證者的分享

邱宏生　　案例簡介

居住地區：台中市

年齡：38歲

病毒引起皮膚炎、扁平疣

　　端正乾淨的儀表是建立良好人際關係的第一步，尤其對於從事服務業的我而言更是不例外，然而，在前年3月間，整張臉突然不斷冒出猶如青春痘且奇癢難耐的疹子，原本俊俏的臉龐變成大花臉，最後竟蔓延至頭皮、胸部、四肢各處，連睡覺都必須戴手套以避免情況更加惡化，看遍了中部地區數間知名皮膚科醫生診斷為病毒所引起的「扁平疣」，更糟糕的是此病症的治療方式只能藉由服用止癢藥物稍加控制，根本無法有效改善。

　　正當束手無策時，猛然想起醫生建議須從調理體質、增強免疫力、注重休息為根本改善之道。

　　故每日飲用初乳奶粉並搭配精純月見草油及富含 β-胡蘿蔔素的抗氧化飲品，神奇的是，不到2週的時間整個

182

附錄

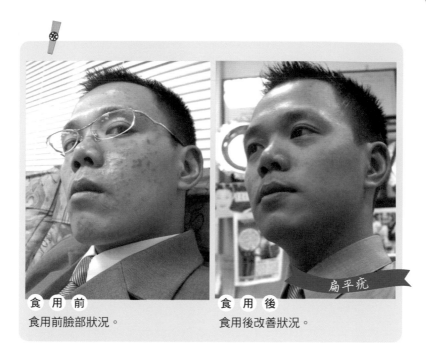

食 用 前
食用前臉部狀況。

食 用 後
食用後改善狀況。

扁平疣

皮膚狀況大幅好轉，擾人的扁平疣也改善許多，真是令人興奮不已！

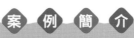

見證者的分享

黃如楹(沈桂燭女兒) 案 例 簡 介

居住地區：高雄市

年齡：14歲

內分泌失調：性早熟

　　女兒6～7歲時，長得比一般同齡小朋友高，那時想說是因為遺傳到我和她父親的身高而不疑有他，但是後來發現到她的胸部發育比其他小朋友還要快，就有些擔心，於是帶她去看小兒遺傳科，醫生診斷女兒有性早熟症狀，如果不接受治療的話，身高最多就只會長到153公分，而不會再高了，因為擔心女兒的發育，故儘早接受治療。醫生建議打針延緩發育時間，並且評估就算接受治療，身高最高也只到159公分而已。

　　在3年的治療期間，除了靠打針外，我也讓女兒一天飲用1包初乳奶粉，因為初乳內含優質的蛋白質及生長因子，可以幫助女兒正常生長發育，因此經過3年治療後，我女兒的身高並沒有局限在醫生所說的159公分，醫生經

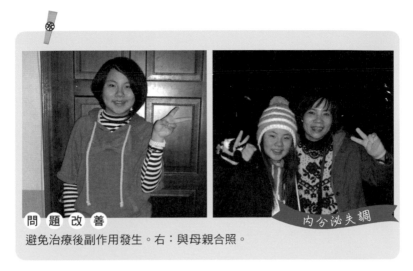

問 題 改 善

避免治療後副作用發生。右：與母親合照。

內分泌失調

回診檢查看到我女兒的治療結果，還稱讚她是最優秀的患者！

　　因為自己的女兒經歷過這樣的事情，才觀察到現在很多小孩都有性早熟的問題發生，原因是現代的食物都受到農藥、飼料及生長激素的影響，導致孩子發育得特別早及快，所以在選用食物時要特別注意。雖然可以使用打針治療延緩發育時間，但是打針仍然有副作用，像是骨質疏鬆症及變胖，所以幸好我有讓女兒天天飲用初乳奶粉調理體質並補充鈣質，才能避免骨質流失，現在她的發育正常，而且月經周期也正常！因此，我相當感謝初乳奶粉，讓我女兒健康成長！

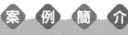

Life Sharing 見證者的分享

邱涵菁 案例簡介

居住地區：台中市

年齡：49歲

甲狀腺亢進及感染疱疹病毒

　　我患有甲狀腺亢進的問題已經10年了，需要一直用藥物做控制，但仍然控制得很不好，檢查數值總是超出標準值5～6倍，晚上常常睡不著覺，一個人就算吃整個電鍋的飯還是會覺得餓。但自從5年前開始每天喝1～2包初乳奶粉後，用藥的量開始慢慢減少，以往一次要吃6顆藥降到現在不用固定吃藥也控制得很好。某次去泰國旅遊時，可能因為水土不服或是睡眠不足的關係，有天一早醒來脖子上的淋巴腫成好大一顆球，人在國外看醫生又不方便，還好有帶著初乳奶粉出國，結果2天喝5包初乳奶粉腫塊就消了，導遊也嚇了一跳呢！

　　大約1個月前我感染到「皮蛇」（疱疹病毒），背上長了帶狀的疹子，皮膚一壓就會痛，好險平時身體就用

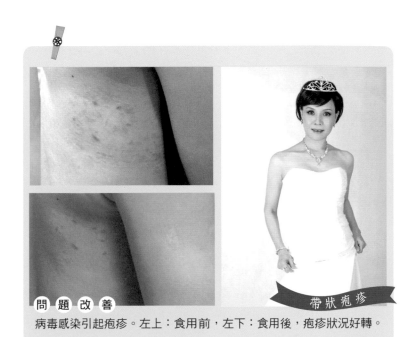

問 題 改 善

帶狀疱疹

病毒感染引起疱疹。左上：食用前，左下：食用後，疱疹狀況好轉。

初乳奶粉調理得不錯，我沒有起水泡也沒有留疤，每天加強飲用2～3包初乳奶粉，再搭配綠蜂膠跟月見草油，持續食用1星期症狀就好轉許多，不須吃抗病毒的藥物就能將病情控制住！利用初乳奶粉調理免疫力，遇到病毒侵襲都不怕！現在我的兒子跟女兒也一起喝初乳奶粉，兒子每天飲用1包初乳奶粉加抗氧化維生素，都不會感冒。女兒在懷孕期間每天喝2包初乳奶粉，不只她的身體健康，連醫生都說肚子裡的孫子成長得比一般小孩還快、健壯呢！

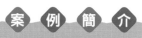

見證者的分享
Life Sharing

許淑美　　案例簡介

居住地區；台中市

年齡：69歲

良性水瘤長於甲狀腺處

　　從6年前開始因為女兒的關係，我也養成每天喝1包初乳奶粉的習慣，身體一直調養得很好。大約在今年4月時，不知為何脖子上腫了一顆大大軟軟的球，而去醫院做超音波檢查，發現脖子上有顆3～4公分大的水瘤，於是再進一步驗血並抽取水瘤中的液體做檢驗，發現是顆良性的水瘤且甲狀腺素T4/T3的數值正常。我詢問醫生為何會長這顆水瘤，醫生表示原因不確定，但飲食習慣與生活作息都會有所影響。至於治療水瘤的部分，醫生認為動手術切除是一勞永逸的做法，但我還是希望不要動手術，畢竟長水瘤與身體的免疫力及自然康復力有關，且在等待報告期間我已經開始每天喝2包初乳奶粉再加上6顆精純月見草油，以加強調理自己的免疫功能並調節發

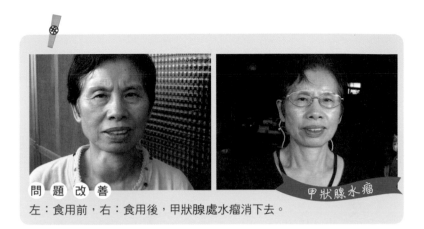

問 題 改 善

甲狀腺水瘤

左：食用前，右：食用後，甲狀腺處水瘤消下去。

炎反應，於是和醫生討論後決定先觀察3個月，再決定要不要進行手術切除它。自從控重成功後，我一直很注意飲食習慣，但為了戰勝這顆水瘤，我更加注意自己的生活作息，並且加強調養身體的免疫力，改成每天喝3包初乳奶粉加上10顆精純月見草油搭配綠蜂膠，還多補充了抗氧化營養素，才持續食用到第3週就發現水瘤變小，到第4週整個水瘤消失，於是也不需要開刀啦！

　　現在我依然保持每天喝1包初乳奶粉並補充抗氧化營養素來調理我的身體，其實不論年齡，或是男女老少都應該每天喝初乳奶粉做保養，初乳奶粉中豐富的免疫球蛋白和乳鐵蛋白讓我們不怕病菌，改善疾病對我們造成的傷害，調理自己的自然康復力，像我就算有了水瘤依然可以靠著身體的力量戰勝它，免除動刀之苦，喝初乳奶粉真的很讚！

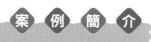

Life Sharing 見證者的分享

徐美麗　　案例簡介

居住地區：新北市

年齡：56歲

內分泌失調：
甲狀腺亢退造成新陳代謝率降低

　　當初因為時常發生無法呼吸，需要別人幫助我，才能呼吸到重要的一口氣，要不然真的痛苦到想要去撞牆才可活命。為了找出原因，一直在醫院各科遊蕩，就是找不出病徵，幾年後，才被建議轉至新陳代謝科，終於發現自己是因為甲狀腺萎縮，造成甲狀腺亢退，讓我的代謝率下降，導致體重越來越重、呼吸不正常，也無法正常走路，甚至在我46歲就提前面臨更年期，醫生還說我是屬於那種喝水也會胖的體質！

　　後來經由朋友介紹給中風的老公飲用初乳奶粉，才認識到初乳的好。我決定給自己一次機會，每天飲用2包初乳調理體質，搭配2個月控重計畫，因此讓我的體重控制到正常範圍，並且能順利呼吸新鮮空氣，許多毛病都

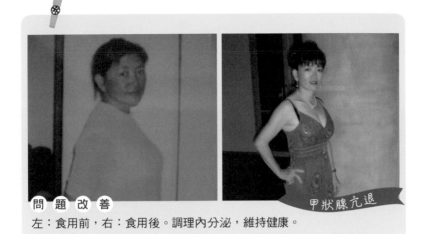

問 題 改 善

甲狀腺亢退

左：食用前，右：食用後。調理內分泌，維持健康。

自動不見了！

　　之前的健檢報告一直是紅字，尿酸及血糖皆偏高，關節處也不舒服，但照了X光檢查卻查不出原因，睡眠狀況不好，每晚都需要吃安眠藥才能入睡，就這樣持續了幾年，直到飲用初乳奶粉，才促使這些健康問題迎刃而解，初乳中的消炎因子、耐糖因子和生長因子，幫助穩定血糖和內分泌的調理，現在我倒頭就睡且睡得安穩，不用再靠安眠藥幫助入睡！我每天依舊飲用1包初乳奶粉來維持我的體力！不僅走路健步如飛，健檢報告數值也都正常，不會再因為身體不適而讓家人擔心了！

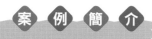

Life Sharing 見證者的分享

吳麗蓉　案例簡介

居住地區：新北市

年齡：52歲

甲狀腺亢進，進行手術切除癒後良好

　　當初因為生產完後，再加上家庭和工作兩方壓力，感到疲勞倦怠，導致體內的內分泌失調，引起甲狀腺亢進，去醫院檢查後，就一直服用藥物治療，平時想喝的茶和咖啡完全不能碰，一喝就會不舒服、手抖和心悸，而且睡眠品質不好、脾氣也很差，就這樣持續了10多年，直到發現脖子上的腫瘤越來越大，才到醫院再次檢查，醫生說明脖子內的腫瘤已壓迫至食道，影響進食狀況，並阻礙到呼吸道，所以醫生建議開刀，將腫瘤切除，而我那時已經被保險公司認定為拒絕往來戶，不讓保險，社會就是這麼現實。

　　不過，幸運的是認識了初乳奶粉，得知初乳中的消炎因子和生長因子，可幫助修復傷口及癒合，開刀完

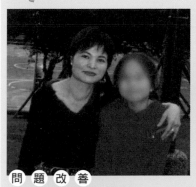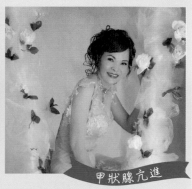

甲狀腺亢進

問 題 改 善
甲狀腺亢進引起甲狀腺腫大，術後傷口癒合良好。
左：食用前，右：食用後。

後，我每天都會飲用2包初乳奶粉，讓我開刀後的傷口幾
乎看不見，而且醫生也說，如果平時不好好照顧身體，
很可能會再度復發，因此我每天都會按時食用初乳調養
和保養我的身體，不願再回首過去可怕的日子！現在的
我，不僅不會被保險公司拒絕，還因為有了初乳中的優
質蛋白質、豐富維生素和免疫球蛋白等，讓我氣色非常
好，也使我感冒的頻率降低，我現在還會分享給其他虛
弱的朋友們，希望他們一起來飲用初乳！

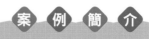

Life Sharing 見證者的分享

邱楊寶雪 案例簡介

居住地區：台中市

年齡：67歲

胃癌、子宮卵巢切除、
膽囊切除手術後復原良好

　　35歲時老天爺開了我一個大玩笑，正值壯年的我竟罹患胃癌，經由手術將我的胃切除到只剩四分之一，再進行化療等侵入性治療後終於戰勝癌細胞，同時還嚴重影響到我的免疫力。

　　50歲又因子宮肌瘤將子宮和卵巢切除，疾病侵襲加上荷爾蒙分泌不足使身心備受折磨，經常性的心悸、頭痛、失眠、情緒煩躁，日日須食用安眠藥才能入睡，我總是覺得很疲倦、免疫力很差，且常常感冒。但自從每天食用1包初乳奶粉，再補充植物性雌激素調理身體，天天都感覺精神很好，不常感冒，晚上睡得很安穩，不用再吃安眠藥，就算中午沒睡午覺，依然感到精力充沛呢！

大約55歲時，因為膽結石的問題必須將膽囊切除，這次住院進行手術，我每天喝2～3包初乳奶粉搭配膠原蛋白，傷口復原很快，不到一週就能出院，體力一直維持很好，跟壯年

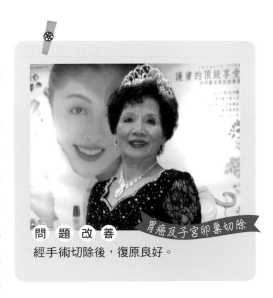

問 題 改 善

胃癌及子宮卵巢切除

經手術切除後，復原良好。

時進行胃癌手術相比，我現在還比較像年輕人呢！現在的我依然每天喝1包初乳奶粉當作保養，天天保持氣色紅潤、活力十足，即使是出門旅遊，還是上山下海都不怕，大家都不相信我已經是即將邁入古稀之年的歲數呢！

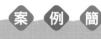

見證者的分享

韓明杏　　　案 例 簡 介

居住地區：新竹縣

年齡：49歲

生產後引起腸沾黏問題，
日後由燙傷造成蟹肉腫

　　我的三個小孩都是剖腹產，因此體內會出現腸沾黏的問題，我不但常常無法排便，也試過便祕藥、浣腸劑等藥物治療，都無法改善，還經常出現腹脹、疼痛的問題，嚴重時甚至會沒辦法走路，我曾經痛到送醫急救、住院一個禮拜之久，那一個禮拜不但沒辦法如廁，必須靠灌腸排便，甚至一直嘔吐，只能吃流質食物，這樣的狀況持續很多年，藥物能試的都試過，結果都沒有用，直到我發現初乳奶粉，不但含有豐富營養，還有優質蛋白質、生長因子、消炎因子能夠幫助修護腸道細胞，徹底改善我的腸沾黏問題，腸胃不適、看醫生、住院的情況不再發生。

　　初乳奶粉對我的幫助還不只如此，一次跟親朋好友

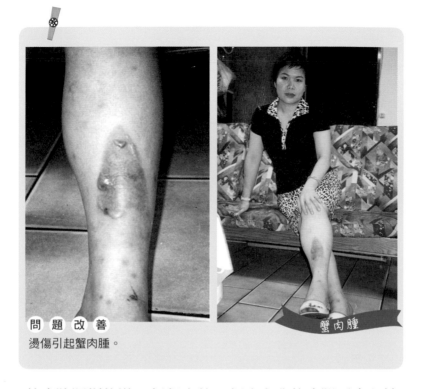

問 題 改 善
燙傷引起蟹肉腫。

蟹肉腫

赴大陸深圳旅遊，行程中的一個晚上我的小腿不小心被滾燙的熱水燙傷，被燙傷的當下其實疼痛感並不強烈，但家人還是立即帶我去附近診所就醫治療，經診斷醫生告訴我燙傷已深至真皮層，小腿在日後會出現凹陷或形成蟹肉腫，醫生將我的傷口清洗乾淨後，開了一些消炎和退腫的藥給我吃；經過一番折騰回到飯店後，我馬上拿出初乳奶粉來喝，但是由於旅行在外，初乳奶粉的數量帶的並不夠多，第3天小腿紅、腫、痛而且有水泡，連

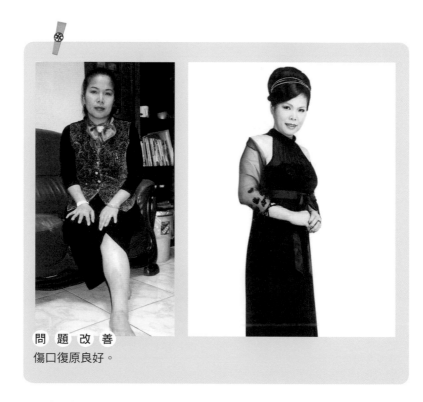

問 題 改 善

傷口復原良好。

回台灣也是拄著拐杖回來的。

　　回家後我每天照三餐喝初乳奶粉，短短3天，我的傷口逐漸消腫，1週後傷口皮膚的顏色開始變淡，復原效果極好，現在我的小腿完好如初，完全沒有凹陷及浮肉，主要就是因為我飲用了初乳奶粉，它所含的免疫調節因子及優質營養幫助傷口癒合得更快更好，讓我的小腿看不出曾經燙傷過！

　　現在我仍然每天都喝初乳奶粉來調理我的體質，提升自然康復力。

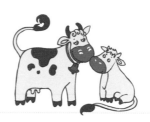

writing

見證者的分享

朱沛濂　

居住地區：台南市

年齡：44歲

卵巢癌指數過高

　　一直都有月經不順的問題，生理期從來沒有準過，而且生理痛會痛到需要請假，自己的身體狀況相當不理想，大病沒有卻小病不斷，最後只好離職靜養，因為太久沒休息，所以有些憂鬱，老公擔心我的狀況，就讓我去找我的朋友秋菊，也因此認識到初乳奶粉，但由於本身喝牛奶和豆漿會有水瀉的狀況，所以一直都不敢喝初乳。直到有次去醫院檢查，發現血中癌指數很高，但是檢查卵巢部位，卻沒有明顯的異常現象，可是我的不適症狀跟癌指數高是吻合的，所以醫生建議我每個月都要回去複診檢查。

　　得知檢查結果後，我有在吃中藥調養身體，但是癌指數降得非常緩慢，因為知道初乳富含免疫球蛋白及抗

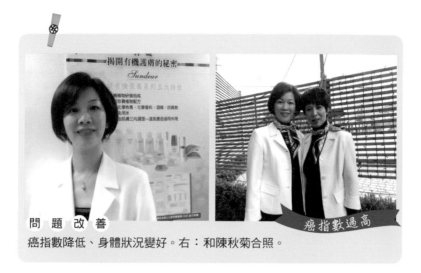

問題改善

癌指數降低、身體狀況變好。右：和陳秋菊合照。

癌指數過高

體活化因子和消炎因子，可以幫助我的身體狀況，所以嘗試飲用初乳奶粉，每天飲用約2包的初乳奶粉，持續喝了1個月後，我的體力和氣色變好了，而且癌指數也明顯下降許多，醫生建議我每3個月再回診檢查即可，現在都有乖乖的做檢查。

之前常因天氣變化而感冒，1週至少會打3次點滴，如今我再也不用經常到醫院報到了，也曾因為鼻音太重，媽媽一聽到我的聲音就會擔心，但她現在放心許多，只能說初乳幫助我調整體質，讓我慢慢找回健康。我的孩子也跟我一起飲用初乳，因為他們有嚴重的鼻子過敏問題，容易流鼻血、流鼻涕，換季或早上容易鼻塞，現在他們覺得鼻子暢通的感覺真好！所以我們一家人都得到初乳的好處，真的很感謝初乳帶給我們健康！

Life Sharing 見證者的分享

謝秀錦　　案例簡介

居住地區：新北市

年齡：53歲

乳癌發生後進行化學治療

　　我一直都有捐血的習慣，但在民國93年時，經過捐血前的檢查，護士說血液有異常，不能捐血，也請我去醫院做詳細的檢測，但我只是聽聽而已，不以為意，直到民國97年，發現一邊的乳房萎縮非常嚴重，才去檢查身體狀況，醫生診斷我已經進入乳癌第三期，必須執行全身性化學治療，當時剛得知自己的狀況已經這麼糟，從營養師和身旁友人了解到，做化療需要體力和毅力，所以先開始補充我的營養，每天喝初乳奶粉補充優質蛋白質和免疫營養因子，以提升我的體力及自然康復力，讓我能夠支撐接下來辛苦的化療過程！

　　在民國97年4月，我開始進行化療，醫生評估我的體力後，讓我每次進行60小時療程，每結束一次療程後，

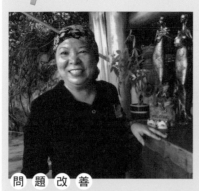
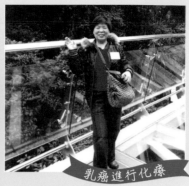

問 題 改 善
補充化療時所需的體力。左：化療中，右：化療後。

乳癌進行化療

我仍有體力和活力，沒有因化療引起任何不適。化療期間每天仍補充4～5包初乳奶粉，我的白血球數一直維持在5600～6000 cells/μL，數值在標準值內且維持得非常好，直到有次因忙碌而不小心忘記補充初乳，我的白血球數就降到2700 cells/μL，那次做化療時體力竟支撐不下去，因此更能確信，初乳奶粉果然是自己體力來源的營養補充品，而且也能讓我順利熬過這艱苦的化療，現在的我每天仍沖泡2包初乳奶粉飲用。

其實癌症並不可怕，重要的是自己能不能撐過治療，化療藥物很多種，但若自己身體無法支持下去，再多種的治療方式也救不回自己，而除了意志力外，也要靠體力，所以我很開心熬過了最辛苦的日子，接下來要好好保養我的身體！

Life Sharing 見證者的分享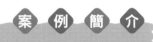

陳宣之　案　例　簡　介

居住地區：新北市

年齡：55歲

心臟病引起不適症狀

　　因為長期照顧公婆造成壓力大，又再加上飲食不正常，在某天突然感到胸口刺痛，立即去看了醫生，結果量完血壓，醫生正說考慮讓我住院時，我已經呈現昏迷狀態，醒來後發現我躺在病床上，而且身旁還有大燈照射及厚棉被讓我維持體溫，但我依舊覺得很冷。原來在昏迷時，醫生幫我做了檢查，發現我有心瓣膜閉鎖不全問題，而且當時量血壓的結果是16 mmHg，嚴重的低血壓，才讓我立即發生昏迷。

　　其實在24歲時就常覺得自己有氣無力，而且心臟常有不適感，心跳速度時快時慢，但不認為自己有心臟病，而且還會習慣性拉肚子，肚子絞痛地非常厲害，會讓人直冒冷汗。後來出院，我時常感到頭暈，而且眼睛

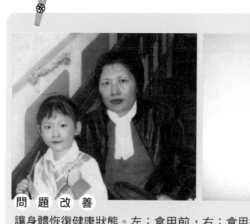
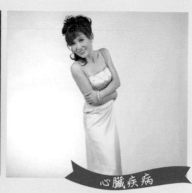

問 題 改 善

讓身體恢復健康狀態。左：食用前，右：食用後。

心臟疾病

也看不清楚，覺得身體狀況非常差。先前有讓媽媽喝初乳做保養，有次打電話回家，聽到媽媽的聲音中氣十足，與先前無力虛弱的聲音差別很大，因為看到媽媽出現這樣的改變，所以才知道可以飲用初乳來調養身體。

　　沒想到自己每天飲用1包初乳，喝了不到1個月後，原本肩頸僵硬、過敏、偏頭痛和習慣性拉肚子的問題都一一不見，而且也不會感到心臟不舒服，真的很神奇！我到現在仍是每天1～2包初乳奶粉保養，喝了8年，這期間從來沒去心臟科報到，而且感冒的狀況也鮮少發生，身體健康回來了！我不敢相信自己能像現在這麼自在舒服，真的很感謝初乳奶粉，讓我過著健康又快樂的生活！

Life Sharing 見證者的分享

蔡濱遠

案 例 簡 介

居住地區：台中市

年齡：50歲

C型肝炎

　　因為大兒子從3歲開始，就有過敏氣喘的問題，一直進行減敏療法持續了5年，每天都在吃藥，吃到孩子都長不大！而且只要一天沒吃藥，晚上就會哮喘發作，全家人都不能入睡。但自從每天開始食用1包初乳奶粉，持續食用4個月，驗血報告的數據都變正常了，連醫生都嚇一跳，醫生說一般免疫球蛋白G若用打針注射需要很貴的費用！結果我們用吃的不但有效還比較經濟實惠呢！

　　我本身每年都會定期做健康檢查，檢查結果都正常，但有一陣子覺得精神比較差，晚上很早就開始感覺疲倦想睡，因此決定進一步做肝臟切片檢查，檢查結果發現我已經是C型肝炎第二期肝硬化，便立刻進行治療，開始吃藥、打干擾素，才進行3個月的療程就讓我的

體重從61公斤降到41公斤，療程中都吃不下飯，於是每天至少喝2包初乳奶粉，搭配綠蜂膠、益生菌和食物酵素，一般人要進行治療1～2年，我才進行5個月就將C型肝炎病毒都殺光光！檢查報告一切正常，整個人的精神和氣色很快地恢復與往常一樣！

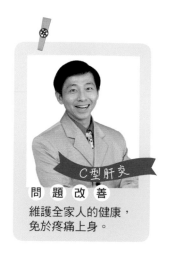

C型肝炎

問 題 改 善

維護全家人的健康，免於疼痛上身。

　　不只有我和大兒子，當時我父親罹患大腸癌，癌細胞擴散至肺部，醫生宣告只剩下半年的存活機會，再加上父親年事已高，醫生建議不要進行治療，但是我們決定不放棄任何機會，父親總共進行7次大手術，手術期間每天飲用5包初乳奶粉，化放療持續了2～3年，治療期間每天食用2～3包初乳奶粉，加上每天4顆精純月見草油，至今已經過了11年，爸爸身體健朗，還常常自己開車出去玩呢！爸爸在進行第一次手術時切掉13公分的肺臟和3根肋骨、第二次手術時切掉8公分肺臟和2根肋骨，兩次手術爸爸都住院5天就傷口復原出院了！現在每天持續喝2包初乳奶粉，爸爸雖然已經78歲，但精神氣色都保持得很好，定期檢查也都非常正常，初乳奶粉真的保護了我們全家人！

Life Sharing 見證者的分享

黃德成(謝秀錦老公) 案 例 簡 介

居住地區：新北市

年齡：55歲

猛爆性肝炎

　　其實我的氣色一直以來都不是很好，時常感到想睡、疲憊感重，家人建議我去看醫生，我實在不願意去檢查，但做了肝炎篩選，結果數值是正常的，所以更加地認為自己沒有異狀。

　　直到老婆因乳癌進行化療後開完刀的那段期間，才發覺身體真的很不舒適，而且已出現黃疸許久，感到虛脫，一整個禮拜精神都不好，撐不住去看了醫生，開刀住院，那時腹水非常嚴重，而且肝臟已成為海綿狀態，醫生說我沒有救了，需要去做肝臟移植手術才能活命，當時已經到了交代遺言的絕望狀態。沒想到由於照顧因乳癌做化療的老婆，壓力大而引發了猛爆性肝炎，後來反而變成老婆照顧我。

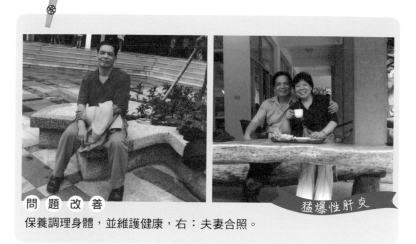

問 題 改 善

猛爆性肝炎

保養調理身體，並維護健康，右：夫妻合照。

　　老婆本身在治療過程中有喝初乳奶粉，因此就以死馬當活馬醫的心態給我喝，配合著醫院的治療，及每天飲用3包初乳奶粉，持續半年後，狀況漸漸好轉恢復，醫生說永久性的腹水狀況也不存在，出院後，我每天依舊以2包初乳調理我的身體，現在我的氣色比以前更好，而且肝指數也很正常！

　　知道初乳奶粉中的優質蛋白質可以修復肝臟受損細胞，而且初乳奶粉中的免疫球蛋白、消炎因子、生長因子及豐富營養素，幫助我從鬼門關走回來，我跟我老婆很感謝有初乳奶粉這麼好的營養補充品，真不知道如果當初沒遇到它，我們的健康該由誰來維護？

Life Sharing 見證者的分享

蘇郁涵 案 例 簡 介

居住地區：高雄市

年齡：50歲

免疫力降低引發顏面神經失調

　　因生產後引起腸沾黏問題，再加上是B肝帶原者，讓我的身體一直都處於不健康的狀況，睡眠也需要靠安眠藥來幫助入睡，又因為腸道不好的關係，身體的抵抗力很差，且容易手腳冰冷，一天到晚都要倚靠吃藥來維持我的健康。

　　由於家裡是開麵包店的，所以每逢中秋節日前，工作量就會增加許多，讓我的壓力倍增。突然早上起來，發覺左半邊臉麻痺，眼睛不能閉，眼淚狂流，所以立刻看醫生，醫生診斷是顏面神經失調，需要休息6個月才有可能恢復，但也不能保證完全復原，發病前幾天，有頭痛和耳朵痛的情況發生，還以為是中耳炎復發，卻沒想到是這麼嚴重的狀況。

當時吃醫生開的藥，會有心悸不適的副作用，而且那時無法咀嚼吃東西，甚至沒有體力，所以就1天飲用4～5包初乳補充營養，一喝後立即感受到體力恢

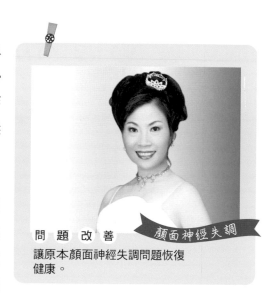

問題改善
讓原本顏面神經失調問題恢復健康。

顏面神經失調

復，且變得很有精神，飲用1個禮拜後，可以笑且不會出現流口水的狀況，10天後臉部就恢復正常，真的很開心！

我在這8年期間一直都在飲用初乳，原本的腸沾黏問題獲得改善，讓我好睡不用再依賴安眠藥，而且B肝控制穩定，現在的體力很好，不須再服用藥物治療身體，所以初乳真的是很優秀的營養補充品，也讓我能長期不間斷地繼續飲用下去！

蕭滿足　　案　例　簡　介

居住地區：台北市

年齡：64歲

免疫力下降導致病毒感染造成顏面神經失調

　　我在11年前就已經知道保養的重要性，但因為帶孫子的這份差事實在太過操勞，不到半年的時間，身體就出現狀況。剛開始覺得像感冒一樣，而且會不斷地流眼淚，因此去看眼科檢查眼睛，但醫生也只說明可能是眼睛發炎，到了第2天，發現臉型逐漸歪一邊，而且眼睛無法闔起，才驚覺不對，立刻再去醫院報到，看了神經內科，醫生診斷是免疫力下降導致病毒感染，說明可能半年後才會好轉，但也有可能不再恢復原樣！

　　剛開始無法吃固體食物，喝水也必須使用吸管喝，所以只能食用流質食物，因此每天沖泡飲用3包初乳奶粉及2包營養均衡的代餐補充營養，還有食用深海魚油和月見草油補充油脂，再配合臉部運動及服用類固醇藥物治

療。治療後第3天，眼睛開始可以閉闔，臉型漸漸恢復原樣，再過沒多久就全部復原了！

直到現在仍不斷使用初乳奶粉保養，其內含豐富的免疫球蛋

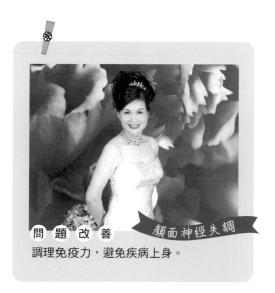

問題改善
顏面神經失調
調理免疫力，避免疾病上身。

白及抗體活化因子，可以調理體內的免疫力，避免細菌和病毒再度入侵，若平時睡眠不足，則會再增加飲用1包初乳奶粉，因為若不好好照顧自己，有可能會再復發！為了避免惡夢再度重演，且預防重於治療，我目前每天都是飲用1包初乳奶粉加上1包營養均衡的代餐當作早餐，幫助維護身體健康！

Life Sharing 見證者的分享

李武良 (李林富羽老公) 案 例 簡 介

居住地區：台南市

年齡：63歲

中風引起大腦語言區塊受損

　　我老公身體原本很健康，但因為他的飲食習慣不良，天天大魚大肉讓體重飆升至100多公斤，嚴重肥胖而導致腦中風，影響大腦語言區塊，使他講話變得不是很清楚流利，而且左半邊的手腳行動也受到影響。做健康檢查時，還被醫生虧說健檢報告只有名字是藍色的，其他的指標都紅通通，非常不正常，這樣的情況維持了一兩年，最後他發現不能再如此虧待身體，為了尋找健康，首先要將身體上多餘的肥肉甩掉，並且搭配初乳調養體質，才能找回老公的健康。

　　每天沖泡1包初乳飲用及食用深海魚油，漸漸地他的中風狀況也改善許多，還可以正常開車，回診時醫生也覺得神奇，沒想到可以恢復得這麼迅速，原本健檢報告

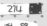

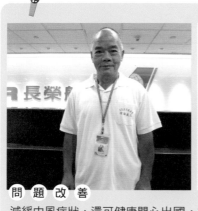
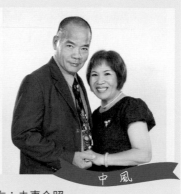

問 題 改 善

中 風

減緩中風症狀，還可健康開心出國，右：夫妻合照。

也從滿江紅恢復為正常指標，還有因中風引起的口齒不清到現在可以與人順暢交談分享經驗，藉由老公的改變使大家更能體會到健康的重要性！

　　此外，家中的孫女因異位性皮膚炎，嚴重到流汗也會癢，無法從事升旗和運動，但她每天飲用1包初乳，一個多月後皮膚發炎問題及發癢次數慢慢減少，也可以正常從事戶外活動，到現在仍每天飲用，繼續保養和維持她的皮膚健康！

Life Sharing 見證者的分享

曾盛鵬（徐美麗老公） 案 例 簡 介

居住地區：新北市

年齡：59歲

中風引發行動不便

　　以為發生中風後，就要過著無法行動及退休的日子了，但幸好認識到初乳奶粉，讓我可以重新上班，而不會影響到家中生計及生活。中風不是一天就會造成的，因為自己的生活習慣不好，長期熬夜及抽菸，引發腦中風，左半邊的手腳行動不便，而且說話也口齒不清，嚴重到無法再上班，而打算辦理退休。

　　其實身邊的朋友們不斷提供方法，讓我能恢復健康，一開始使用打針，費用不斐，期間也有吃昂貴的中藥，但是對於我的中風狀況都遲遲無法改善，直到喝了初乳奶粉，才讓我慢慢恢復原樣。

　　1天沖泡3包初乳奶粉飲用，經過1個多月後，就可以恢復上班了，現在依舊1天1包初乳搭配深海魚油保養身

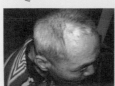
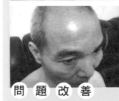
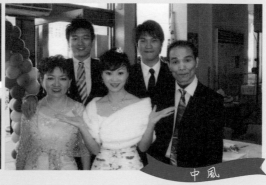

問 題 改 善

中 風

左：頭皮上的皮膚狀況改善。右：全家合照。

體，避免中風再復發！不只是我，家中每位成員都受惠於初乳奶粉，女兒從小就有蕁麻疹，結婚後依舊時常發作，身上總是又紅又癢，但是飲用初乳調養後，就鮮少再發病，因為初乳中所提供的免疫球蛋白，可以調理免疫力，讓容易因免疫力下降就引發的蕁麻疹減緩發作！感謝初乳奶粉，讓我們一家人都找回健康，過著健康快樂的生活。

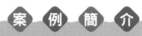
宋玉如父親　案 例 簡 介

居住地區：台北市

年齡：78歲

糖尿病引起突發身體機能異常及昏迷

　　因為糖尿病家族史，父親30幾歲就罹患糖尿病，他一直都很注重自己的飲食和生活，所以身體都照顧得很好，直到2年前，身體突然變差，而且每況愈下，甚至無法自行吃飯且大小便失禁，沒有行為能力，就像是會動的植物人。父親經常進出醫院，測量出來的血糖過高，最後連話都說不出來，嚴重到神智不清，那時醫生叫我們要有心理準備。

　　其實那時給父親飲用初乳奶粉的心態已是死馬當活馬醫了，不抱任何希望，但我每天早餐仍舊讓他喝1包初乳，2個禮拜後，父親的意識越來越清楚，原本因長期臥床血液循環不良導致雙腳又腫又黑，像是穿一雙黑襪子的雙腳，也開始褪色且消腫，我才變得越來越有信心，

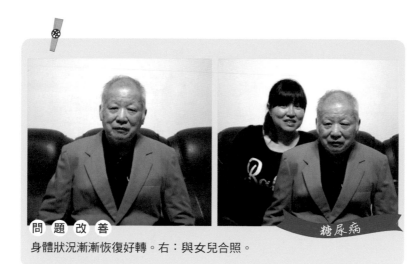

問題改善

身體狀況漸漸恢復好轉。右：與女兒合照。

糖尿病

持續給父親飲用。父親的狀況一直都在恢復好轉中，從臥床到自己拿助行器行動，到最後可以走動且自行大小便，這樣的復原讓我們全家人都相當開心！

我一直等待著奇蹟發生，希望聽到父親再親口打電話叫我這出嫁的寶貝女兒週末回家吃飯，結果終於讓我等到了！現在的他講話中氣十足，有時我還會跟他吵嘴。父親每天仍飲用1包初乳維持身體健康，因為初乳中的耐糖因子可以穩定血糖，還有優良的蛋白質和免疫球蛋白，可以調節免疫力及提供體力，很開心父親能夠找回健康，讓我們有機會繼續回饋他對我們的養育之恩！

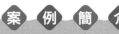

見證者的分享

Life Sharing

陳劉萬錢

案　例　簡　介

居住地區：台北市

年齡：70歲

糖尿病患者的血糖控制

　　我們家有糖尿病的病史，26歲的我就開始與糖尿病相伴，因為以前的自己不注重飲食，任由食慾隨意進食，而造成嚴重肥胖，讓我的血糖居高不下，雖然靠著藥物控制，但血糖的數值仍是200～300 mg/dL，所以後來漸漸引發各種併發症，如高血壓、心臟病、腎功能衰退等。

　　直到2012年5月遇到李沈玉霞老師，才讓我慢慢接觸到優良的保健食品。因為自己是長期慢性病患者，需要健康有效控重，並且每天搭配2包初乳奶粉調理我的體質。

　　以前的我，因為血糖控制不良，容易頭暈、冒冷汗，還常常住院，一住就是半年之久。此外，因為腎功

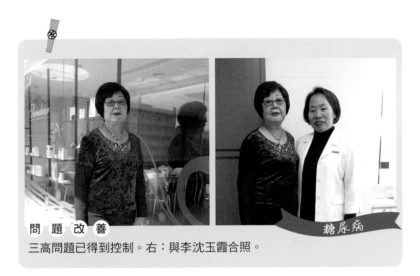

問題改善

三高問題已得到控制。右：與李沈玉霞合照。

糖尿病

能衰退，會服用中藥消退水腫狀況，但效果不佳，可是喝了初乳後約2個多月，水腫狀況不再發生，而且血糖濃度不再飆升，最重要是，我不再感到不舒適，精神氣色都變好許多！我得知初乳中含有耐糖因子，可以協助穩定血糖，讓血糖不再忽高忽低，也有消炎因子可以幫助減緩發炎反應，而優質蛋白質能夠修復受損細胞，讓我不會一直處於高發炎狀態。現在的我，血糖控制良好，藥物從每天5～6顆慢慢減量，再次做了健檢報告，也沒有紅字出現，雖然年紀已經70歲了，但是覺得我又年輕了起來！

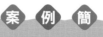
袁紅梅婆婆　案　例　簡　介

居住地區：台中市

年齡：74歲

糖尿病引起傷口癒合差

　　婆婆一直都有糖尿病，還合併有心臟病跟胃潰瘍的問題，每天都要吃好多種藥，幾乎3個月就會住一次院，臉部皮膚總是又乾又癢，抓一抓就容易有傷口，糖尿病患末梢血液循環不好加上血糖又高，臉上、身上一有傷口就不容易好。記得有一次婆婆手上有傷口，拖好幾個月都好不了，而且傷口還越爛越大，看了真的很心疼！她平時在家也常因為頭昏而沒辦法出門，精神一直很不好。自從2年前開始，她每天晚餐前吃2顆食物酵素幫助養分的吸收代謝，睡前吃4顆益生菌改善腸胃道的健康，再補充膳食纖維做好體內環保，將原本偏酸性的體質調理成弱鹼性，再加上每天喝2包初乳奶粉調養身體，初乳當中還含有耐糖因子可以幫助控制血糖，婆婆血糖控制

得好，氣色好多了，人也變得比較有活力，這2年間只住院過一次，但也是很快就康復出院了。

目前婆婆心臟病跟胃潰瘍的問題都解決了，血糖也控制得很

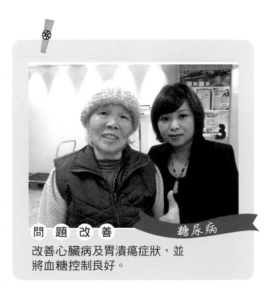

問 題 改 善　　糖尿病
改善心臟病及胃潰瘍症狀，並將血糖控制良好。

好，不用再吃心臟病跟胃潰瘍的藥，連控制血糖的用藥量也少了很多，身上難免會有些傷口，但初乳當中的生長因子幫助傷口復原很有效，大約1週內就會癒合！不再像以前的小傷口變成大傷口久久無法癒合。婆婆頭暈的問題也改善了，常常可以自己出門逛街、上菜市場，生活品質變好許多，還可以幫忙照顧小孩，對於職業婦女的我來說，真的減輕了不少壓力！現在婆婆跟女兒一起飲用初乳奶粉，兩個人早晚都會喝初乳，有時快喝完還會催促我盡快補貨呢！不只婆婆身體變好，連女兒也比較少感冒呢！初乳奶粉真的幫我好大的忙，幫忙照顧我全家人的健康！

Life Sharing 見證者的分享

陳語祥(陳秋菊兒子) 案例簡介

居住地區：台南市

年齡：23歲

過敏體質逐漸改善，車禍後的傷口痊癒

　　我從小就有海鮮過敏的問題，偏偏又很喜歡去釣蝦場釣蝦，每每釣到蝦都只能給別人吃，自己只有在旁邊乾瞪眼的份，因為我只要吃一點海鮮就會眼睛紅腫、發炎，甚至發燒，曾經還因嚴重的過敏症狀而送醫治療，醫生說我的免疫系統出問題、加上抵抗力弱，讓我從小就是個藥罐子，不斷靠吃藥來調整自己的免疫能力，但是不僅沒有改善，身體也由於吃藥常常不舒服、精神不佳，直到媽媽發現初乳奶粉後，讓我天天飲用，其中所含的免疫調節因子，能夠幫助我調理免疫系統，改善過敏症狀，神奇的是，我僅僅喝了大約3個月的時間，現在不但沒有過敏的困擾，還可以吃海鮮，後來去釣蝦場，釣到的蝦都自己吃，不用再分給別人了！

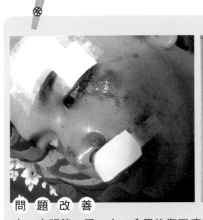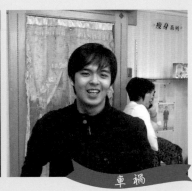

問 題 改 善

左：車禍第一天。右：食用後傷口痊癒。

　　初乳奶粉珍貴的地方還不只這些，今年某天騎車時，不小心發生車禍，導致臉部跟手多處撕裂傷，手術治療之後醫生說因為傷口深度在1～3公分不等，需要一個禮拜的時間才能拆線，而且嘴巴裡也有傷口，沒辦法正常飲食，只能喝流質的食物，回家之後我每天都喝初乳奶粉，不只能補充營養，初乳中的消炎因子及生長因子能幫助緩解紅腫熱痛的發炎現象，並能促進傷口癒合，第4天去醫院複診的時候，醫生說我的傷口癒合良好，可以提早拆線，而且大概在第9天的時候就可以正常飲食，幾乎看不出來我曾經車禍受傷過，直到現在我仍然持續在喝初乳奶粉，幫助調理我的免疫能力，遠離過敏的困擾！

見證者的分享

Life Sharing

邱秀綢

案例簡介

居住地區：苗栗縣

年齡：62歲

車禍引起行動不便

當初一不小心，開車撞上電線桿，造成車禍，立即撞斷了我的2節脊椎，右邊肋骨造成裂傷。當時選擇先前往國術館去接骨，中醫生告知我需要3個月後才可以行走，而接完骨後再前去醫院照X光，醫生建議我開刀並評估我可能需要半年後才能行動，當時實在非常害怕開刀，因此選擇在家休養。

發生車禍前，已得知初乳奶粉的好處，因此事故發生後，在家每天沖泡5包初乳奶粉飲用，並且搭配月見草油、膠原蛋白及舒緩關節疼痛營養品幫助調養及傷口癒合，食用20多天後，可以開始緩慢地活動和下床走路，雖然傷口仍微微作痛，但很開心不用再一直躺在床上！

因為初乳奶粉所提供的優質蛋白質及豐富的鈣質，

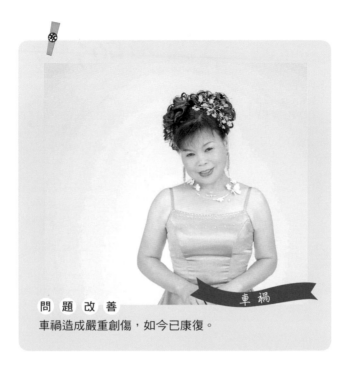

問 題 改 善

車禍造成嚴重創傷，如今已康復。

幫助骨骼再生長及修復，且內含生長因子和消炎因子也達到減緩創傷處發炎和促進癒合，事發後經過了6～7年，我的身體依舊健康，創傷處修復得很好，且不會因天氣變化而感到酸痛，也沒有任何後遺症，大家都很羨慕我，我也慶幸能夠接觸初乳奶粉，讓我的身體越來越康復！

Life Sharing 見證者的分享

林楷洺(林王美菊兒子) 案 例 簡 介

居住地區：台南市

年齡：26歲

車禍造成嚴重創傷

　　我的兒子在某天騎車的時候不小心發生車禍，緊急送醫急救，並在加護病房住4～5天才轉到普通病房，連續25天意識不清楚，也沒辦法正常行走，醫生說因為腦部受傷加上脊椎間盤突出影響行動能力，無法下床，兒子不停說他很痛，這讓身為媽媽的我非常心疼跟擔心，醫生開給兒子每天8～9次的消炎止痛藥，吃藥後才能減緩一些疼痛感，但是我很明白，吃太多止痛藥會增加肝腎負擔，很傷身體，我也曾經一天找過3、4個中西醫及復健師，尋求能讓兒子恢復以往正常行走的方法，但是不管試多少次都沒有效果。

　　後來發現初乳奶粉的營養成分豐富，內容消炎及生長因子，不僅可以幫助減緩發炎疼痛並促進傷口癒合，

其所含的優質蛋白質、維生素和免疫球蛋白等，幫助修護身體受損細胞、調理體質、增強體力還能提升自然康復力，於是我馬上讓兒子每天補充初乳奶粉搭配深

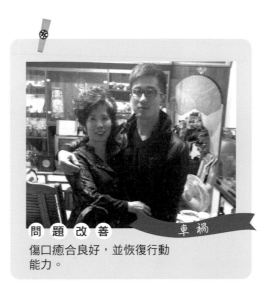

問 題 改 善
傷口癒合良好，並恢復行動能力。

車禍

海魚油，沒想到短短半年左右的時間，兒子不但不再疼痛哀號，還慢慢從坐輪椅，到使用助步器、拐杖，他現在已經可以跟正常人一樣行動自如，看到這樣的奇蹟，我除了感動，更是感謝初乳這麼好的營養補充品，讓我的兒子能找回健康，變回和以前一樣，現在我們家仍然還有補充初乳奶粉的習慣，讓家人提升自然康復力、增強抵抗力，靠初乳來維護我們全家人的健康！

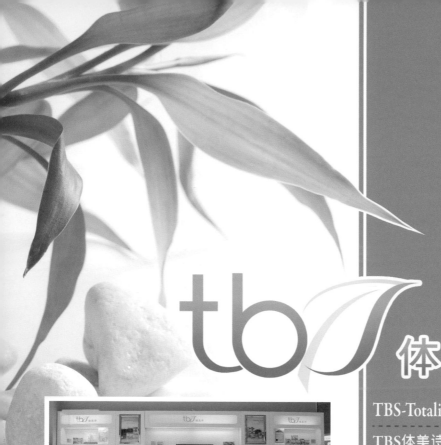

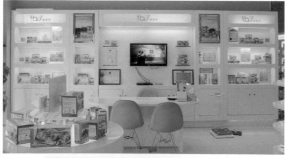

New Body New Mind New Life

230　体美诗**22**年減重王國是您的健康伴侶

讀者回函卡

以下資料或許太過繁瑣，但卻是我們了解您的唯一途徑
誠摯期待能與您在下一本書中相逢，讓我們一起從閱讀中尋找樂趣吧！

姓名：＿＿＿＿＿＿＿＿＿ 性別：□男 □女 生日： / /

教育程度：□小學 □國中 □高中職 □專科 □大學 □碩士 □博士

職業：□學生 □軍公教 □上班族 □家管 □從商 □其他＿＿＿＿＿＿＿＿

月收入：□3萬以下 □4萬左右 □5萬左右 □6萬以上

E-mail：＿＿＿＿＿＿＿＿＿＿ 聯絡電話：＿＿＿＿＿＿＿＿＿

Line：＿＿＿＿＿＿＿＿＿ facebook:＿＿＿＿＿＿＿＿＿

聯絡地址：□□□＿＿＿＿＿＿＿＿＿＿＿＿＿＿＿＿＿＿

購買書名：超神奇！喚醒自癒力的牛初乳—抗過敏、增免疫、防老化

◆從何處得知此書？

□書店 □報章雜誌 □網路書店 □親友介紹 □其他＿＿＿＿＿＿＿

◆促使您購買此書的原因？

□封面設計 □欣賞主題 □價格合理

□親友推薦 □內容有趣 □其他＿＿＿＿＿＿＿＿＿＿＿＿＿＿

◆您有興趣了解的問題？（可複選）

□肥胖 □高血壓 □心臟病 □高血脂 □便祕/腹瀉

□消化不良 □眼睛 □ 糖尿病 □內分泌 □過敏體質

□免疫異常 □氣喘/感冒 □懷孕生產 □婦科 □肝膽

□腎臟 □泌尿系統 □皮膚保健 □美容保養 □關節疼痛

□其他＿＿＿＿＿＿＿＿＿＿＿＿＿＿＿＿＿＿＿＿＿＿＿

以上問題想必耗去您不少心力，為免這份心血白費
請務必將此回函及「書腰正本」郵寄至以下地址：(105)台北市南京東路三段289號8樓，
牛初乳專案小組收，即可獲得限量「紐西蘭進口牛初乳體驗包」，市價約 155 元，感謝您！
活動截止日：2013年10月31日（郵戳為憑）

若有牛初乳相關問題，可撥免費諮詢電話0800-221-768，將會有專業營養師為您做諮詢！
更多優惠好康請上www.totalife.com.tw/totalac.htm

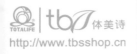

身心净化和调养　健康活力新生
Make Your Life Better

一场值得你亲身体验去探索身心健康的精彩旅程

健康三通生命再生之旅

活出健康・活出自在・活出生命的精彩

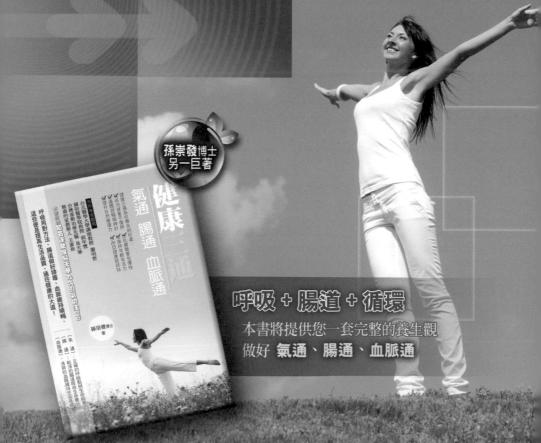

孫崇發博士 另一巨著

呼吸＋腸道＋循環
本書將提供您一套完整的養生觀
做好 氣通、腸通、血脈通

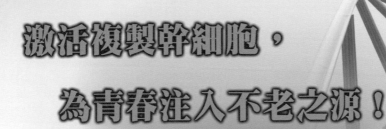

激活複製幹細胞，
為青春注入不老之源！
將老化按下停止鍵！

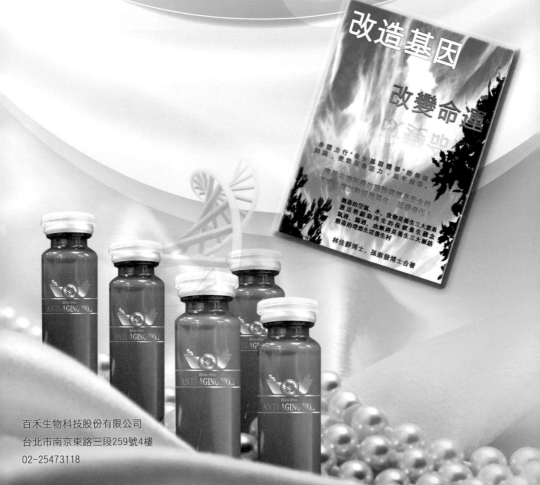

百禾生物科技股份有限公司
台北市南京東路三段259號4樓
02-25473118

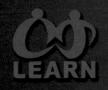

肥胖症是一種全身代謝性疾病,隨著時代的變遷,已成為席捲**全球的流行病**。眾所皆知的肥胖症,除了誘發各種慢性病疾病如糖尿病、高血壓、心血管疾病、癌症、關節疾病⋯等,更嚴重威脅民眾的健康,正是耗損國家醫療資源的一大負擔。

「人人體重管理基金會」是順應社會大眾需要而成立的基金會團體,英文全名為「LEARN weight management foundation」,中文名稱「人人」音似英文字「LEARN」,其中深具含意,L:life style生活習慣,E:exercise運動,A:attitude態度,R:relationship人際關係,N:nutrition營養。這代表著每個人管理自己的體重,必須由學習「LEARN」的五大方針並且落實在生活之中。

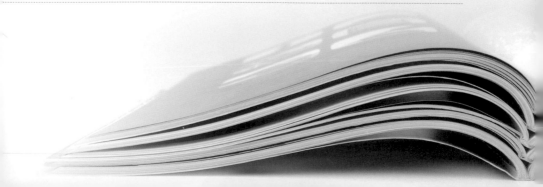

國家圖書館出版品預行編目資料

超神奇!喚醒自癒力的牛初乳:抗過敏、增免疫、防
老化! / 孫崇發編著. -- 初版. -- 新北市:華文網,
2013.4
　　面;　公分
ISBN 978-986-271-315-0(平裝)

1.食療 2.牛乳 3.營養

418.913　　　　　　　　　　　　　102000134

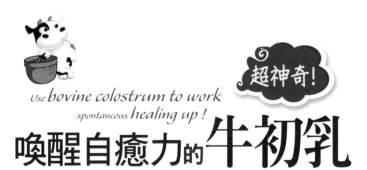

Use bovine colostrum to work
spontaneous healing up !

超神奇!

喚醒自癒力的牛初乳

活泉書坊

超神奇！喚醒自癒力的牛初乳：
抗過敏、增免疫、防老化！

出版者■ 活泉書坊
作　者■ 孫崇發　　　　　　　文字編輯■ 陳頤如
總編輯■ 歐綾纖　　　　　　　美術設計■ 李家宜

郵撥帳號■ 50017206 采舍國際有限公司（郵撥購買，請另付一成郵資）
台灣出版中心■ 新北市中和區中山路2段366巷10號10樓
電話■（02）2248-7896　　　　　　傳真■（02）2248-7758
物流中心■ 新北市中和區中山路2段366巷10號3樓
電話■（02）8245-8786　　　　　　傳真■（02）8245-8718
ISBN■ 978-986-271-315-0
出版日期■ 2013年4月

全球華文市場總代理／采舍國際
地址■ 新北市中和區中山路2段366巷10號3樓
電話■（02）8245-8786　　　　　　傳真■（02）8245-8718

新絲路網路書店
地址■ 新北市中和區中山路2段366巷10號10樓
網址■ www.silkbook.com
電話■（02）8245-9896　　　　　　傳真■（02）8245-8819

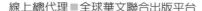

線上總代理■全球華文聯合出版平台
主題討論區■http://www.silkbook.com/bookclub　　○ 新絲路讀書會
紙本書平台■http://www.silkbook.com　　　　　　○ 新絲路網路書店
電子書下載■http://www.book4u.com.tw　　　　　○ 電子書中心(Acrobat Reader)

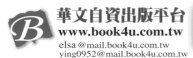

華文自資出版平台
www.book4u.com.tw
elsa@mail.book4u.com.tw
ying0952@mail.book4u.com.tw

全球最大的華文圖書自費出版中心
專業客製化自資出版・發行通路全國最強！